LE
TRAITEMENT RÉNAL

DES

CARDIOPATHIES ARTÉRIELLES

PAR

Le D' Paul BERGOUIGNAN

ANCIEN INTERNE EN MÉDECINE DES HOPITAUX DE PARIS
MÉDECIN CONSULTANT A ÉVIAN

Lettre-Préface de M. le D' HUCHARD
Médecin de l'Hôpital Necker
Membre de l'Académie de médecine

LIBRAIRIE MÉDICALE ET SCIENTIFIQUE
JULES ROUSSET
PARIS. — 36, Rue Serpente. — PARIS
(EN FACE LA FACULTÉ DE MÉDECINE)

1902

LE TRAITEMENT RÉNAL

DES

CARDIOPATHIES ARTÉRIELLES

DU MÊME AUTEUR

Deux cas de maladie de Friedreich. — Société de Pédiatrie, juin 1900. (En collaboration avec M. le docteur Variot.)

Tubercules du cervelet. — Société médicale des hôpitaux, 11 juin 1901. (En collaboration avec M. le docteur Huchard.)

Communication interauriculaire, rétrécissement mitral et aplasie artérielle d'origine congénitale. — Société médicale des hôpitaux, 28 juin 1901. (En collaboration avec M. le docteur Huchard.)

Crises vésicales du tabes; injections épidurales de cocaïne par la méthode de Cathelin. — Société de Biologie, 20 juillet 1901.

Anévrysme latent de la crosse de l'aorte avec pneumonie massive et nécrosante gauche par compression du pneumogastrique gauche. — Société médicale des hôpitaux, 15 novembre 1901. (En collaboration avec M. le docteur Huchard.)

Endocardite mitrale végétante avec aortite ulcéreuse et début d'anévrysme embolique de l'aorte abdominale. — Société médicale des hôpitaux, 20 décembre 1901. (En collaboration avec M. le docteur Huchard.)

Observations dans les thèses de Lecoq (1900), Bacaloglu (1900), Durand-Breffort (1901), Milhiet (1902).

Collaboration au « Journal des Praticiens » (1901-1902)

LE
TRAITEMENT RÉNAL
DES
CARDIOPATHIES ARTÉRIELLES

PAR

Le D' Paul BERGOUIGNAN

ANCIEN INTERNE EN MÉDECINE DES HÔPITAUX DE PARIS
MÉDECIN CONSULTANT A ÉVIAN

Lettre-Préface de M. le D' HUCHARD
Médecin de l'Hôpital Necker
Membre de l'Académie de médecine

LIBRAIRIE MÉDICALE ET SCIENTIFIQUE
JULES ROUSSET
PARIS. — 36, Rue Serpente. — PARIS
(EN FACE LA FACULTÉ DE MÉDECINE)

1902

Paris, 16 mai 1902.

A M. LE DOCTEUR BERGOUIGNAN,

« Il n'y a pas de maladie chronique où, grâce à l'intervention de l'hygiène basée sur la pathogénie, grâce à l'efficacité grande d'agents médicamenteux, la médecine soit moins désarmée et plus apte à retarder pendant de longues années l'échéance fatale. »

Cette affirmation que j'aime à souvent redire, comme j'aime à l'appuyer sur de nombreux exemples, vous voulez bien la reproduire au commencement de votre thèse inaugurale, et vous ajoutez : « Ce sont les maladies du cœur qui réservent au praticien expérimenté ses plus beaux succès thérapeutiques. »

Laennec, qui ne s'est jamais trompé, l'avait dit avant nous, et il avait bien vu qu'on « réussit à faire vivre certains malades pendant quinze ou vingt ans avec des maladies de cœur plus ou moins graves. »

Sans doute, on ne peut pas, donc on ne doit pas, à l'exemple de quelques eaux minérales de l'étranger qui proclament bruyamment par une réclame malsaine des cures aussi miraculeuses que mystérieuses, on ne doit pas, dis-je, poursuivre la guérison anatomique de ces maladies, guérison aussi impossible que le serait celle des cicatrices d'une blessure. La thérapeutique vraiment scientifique vise la *guérison fonctionnelle*, et lorsqu'elle est bien conduite suivant des règles précises et presque mathématiques, d'après une médication spéciale qui a été de notre part l'œuvre de trente années d'études, je dis et j'affirme que cette guérison fonctionnelle peut se maintenir pendant de longues, de très longues années, et c'est ainsi que nous avons pu constater des survies de dix, vingt et même trente ans, sans trop de souffrances. Car, la curation des cardiopathies marche de pair avec la sédation de la douleur, œuvre divine, a dit Hippocrate (*sedare dolorem, divinum opus*).

Que nous sommes loin du temps où Sénac, en 1749, écrivait que « l'étude des cardiopathies donne souvent l'inutile satisfaction de mieux connaître l'impossibilité de les guérir »; où vers le commencement du XIXᵉ siècle, Broussais parlait des maladies de cœur comme d'une « étude de pure curiosité, qui ne fournit rien à la thérapeutique, et que s'opiniâtrer à la rechercher, c'est s'exposer au hasardeux, à l'hypothétique et même à l'imaginaire »; où Corvisart proclamait l'incurabilité des maladies du cœur, et jetait ce cri de troublante désespérance: « On trouve presque partout le fatal pronostic de la mort; *hæret lateri lethalis arundo* » !

Je ne cite pas les contemporains. Mais, pour ceux qui font consister encore la cardiothérapie dans l'emploi des drogues et qui ne connaissent que la digitale pour les affections valvulaires, et les iodures dont on abuse singulièrement) pour les maladies artérielles, pour ceux qui ne voient que le cœur central sans prendre garde au grand cœur périphérique, pour ceux encore en France qui, dans leurs écrits ou leurs traités, ne prononcent même pas le nom de « cardiopathies artérielles » (probablement parce que leur étude est née chez nous), pour ceux enfin qui ignorent, parce qu'ils veulent ignorer — la pire des ignorances ! — la thérapeutique doit rester décevante, comme aux temps de Sénac, de Corvisart et de Broussais.

Lorsque vous êtes entré comme interne dans notre service de l'hôpital Necker, il y a dix-huit mois, vous convenez que « le terme de maladie du cœur était pour vous, comme pour tant d'autres, synonyme de souffles organiques, d'altérations orificielles, et de troubles hydrauliques consécutifs. » Vous vous êtes mis ardemment à l'œuvre, et comme vos aînés dans notre service, vous êtes arrivé à aimer l'étude de la cardiopathologie parce que vous l'avez bien apprise, vous avez compris que les cardiopathies artérielles constituent la grande majorité (70 0/0) des maladies du cœur, vous avez éprouvé la plus grande satisfaction pour un médecin, celle de constater la curabilité *fonctionnelle* de ces maladies, et vous avez accepté avec un réel enthousiasme le sujet de thèse que je vous ai proposé: LE TRAITEMENT RÉNAL DES CARDIOPATHIES ARTÉRIELLES.

« La maladie est au cœur, le danger au rein », comme je ne cesse de le dire, et j'ajoute que dans toutes les cardiopathies, valvulaires et surtout artérielles, la thérapeutique doit toujours viser, non le cœur central, mais le cœur périphérique. C'est cette thérapeutique qui nous a donné, comme vous le dites, les « plus beaux succès » parce qu'elle s'appuie sur des principes physiologiques que l'on me permettra d'énoncer une fois de plus :

« Dans les maladies du cœur, et même dans les états morbides divers, l'insuffisance cardiaque ne vient pas seulement du moteur central ni de ses lésions dégénératives ou de sa faiblesse, elle est encore souvent en rapport avec les obstacles périphériques que le myocarde parvient difficilement à surmonter, et il suffit de détendre le frein vasculaire trop serré pour faire disparaître l'imminence d'accidents redoutables. Alors, au moyen de la médication hypotensive, réalisée par le régime alimentaire, par le massage et certaine gymnastique musculaire, par les éthers nitriques parmi lesquels la trinitrine et le tétranitrol occupent la première place, peut être par l'organothérapie, le cœur périphérique vient au secours du cœur central, après en avoir troublé et entravé le fonctionnement (1). »

En un mot, si à l'état normal, les vaisseaux sont les auxiliaires du cœur, ils en deviennent les plus grands ennemis à l'état pathologique, lorsque par leur contractilité exagérée ils constituent des obstacles que le moteur central de la circulation est obligé de vaincre. Le développement de l'artériosclérose est toujours précédé par une phase de troubles fonctionnels consistant dans un état plus ou moins accusé de vaso-constriction et d'hypertension vasculaire consécutives, dues à des causes diverses, parmi lesquelles les causes toxiques et le régime carné intensif, si riche en toxines vaso-constrictives, tiennent la première place. Combattre dès le début cette hypertension dans sa cause par la prescription d'un régime alimentaire qui devient la base du traitement, la combattre encore dans ses effets par la médication vaso-dilatatrice et hypotensive, favoriser de bonne heure l'élimination des toxines par le *traitement rénal* ou diurétique, tel est le problème à résoudre. Reconnaître, de bonne heure également, la première période fonctionnelle de la maladie, faire le diagnostic précoce de la *présclérose* caractérisée par un état d'hypertension artérielle plus ou moins permanente, c'est œuvre de clinicien. Il prévoit les lésions anatomiques qui seront tôt ou tard la conséquence de cette sorte de surmenage vasculaire presque ininterrompu, et quand la clini-

(1) HUCHARD. *Traité des maladies du cœur*, 1889-1903. *Académie de médecine de Paris*, 5 mars 1901. *Académie de médecine de Belgique*. (La médication hypotensive), 27 avril 1901.

que prévoit, la thérapeutique est bien près de prévenir...

Donc, nous avons en main la médication préventive de l'artério-sclérose. Sans doute, cette opinion n'est pas admise par quelques théoriciens qui, s'appuyant sur de simples méditations conçues dans le silence du cabinet, n'entendent pas la grande voix des faits, et admettent, sans jamais en fournir la preuve, que l'hypertension sanguine est l'œuvre et l'indice de lésions vasculaires déjà constituées et presque latentes. Or, il convient d'attendre, pour répondre et combattre à armes égales, que ces méditations s'appuient sur un nombre même inférieur à celui de 7.400 observations que vous avez eu la patience de compulser.

Les grands savants du jour, ou ceux qui se croient tels — « hommes pleins de science et parfois dépourvus de sens », comme disait J.-J. Rousseau — ne peuvent concevoir une maladie sans lésion, de sorte qu'ils attendent pour agir, que les altérations anatomiques, une fois constituées soient devenues irrémédiables. Ils renoncent alors aux bienfaits de cette *thérapeutique fonctionnelle* dont je parlais il y a quelques semaines (1) à la leçon inaugurale de mon cours, et qui s'appuie cependant sur la physiologie. « Si la fonction fait l'organe, la maladie de la fonction fait la maladie de l'organe », a dit Claude Bernard. Telles sont les bases de la thérapeutique : elle sera physiologique, ou elle ne sera pas.

Il devait y avoir une sanction à cette étude sur le traitement rénal (et vasculaire) des cardiopathies artérielles. Cette sanction, vous allez la donner dans l'avenir aux eaux d'Évian dont je suis, comme vous le savez, un grand partisan, ainsi que d'autres eaux similaires. Pour bien marquer l'importance qu'il convient d'attacher à cette médication hydro-minérale, il suffit de reproduire un extrait de la conférence que j'ai faite en septembre 1901, à la fin du voyage aux eaux minérales du Dauphiné et de la Savoie.

Quand un malade est envoyé à Évian, invariablement il riposte : « Pourquoi Évian ? C'est de l'eau claire, *il n'y a rien dedans*. » Il s'attire alors cette réponse de ma part : « En effet, il n'y a rien dedans, ou presque rien ; mais, trouvez-moi une eau qui ne renferme rien, c'est à dire qui soit à l'état de pureté complète ? Il y en a bien peu, et c'est précisément ce qui caractérise son action puissante, ce

(1) La thérapeutique : ce qu'elle doit être, *Journal des Praticiens*, avril 1902.

qui fait sa supériorité lorsqu'il est nécessaire de procéder à de véritables lavages de l'organisme. »

Souvent, en effet, ce sont les eaux les plus faiblement minéralisées qui ont le plus d'action, sans que nous sachions d'ailleurs, ni pourquoi, ni comment. Les médecins de la localité disent que, pour juger l'eau d'Évian, « il faut voir non ce qu'elle apporte, mais ce qu'elle emporte. »

Ils ont raison, car elle emporte beaucoup de substances toxiques, beaucoup de déchets de l'organisme.

Très faiblement alcaline, bicarbonatée calcique, située à une bonne altitude surtout pour les cardiaques, elle possède des propriétés physiologiques complexes faciles à résumer en quelques mots. Il faut d'abord savoir que cette eau s'élimine 14 ou 15 fois plus rapidement que l'eau ordinaire, même la plus pure, et c'est pour cela que l'on dit d'elle : « sitôt bue, sitôt rendue. »

Elle est *diurétique* et *dépurative, tonifiante, anti-uricémique, apéritive et digestive;*

1° *Diurétique et dépurative*, facilitant les phénomènes d'osmose par une plus rapide circulation intracellulaire, elle active les échanges organiques, et s'éliminant rapidement, elle entraîne avec elle tous les déchets de la nutrition. L'urée est particulièrement augmentée, et comme elle est le diurétique physiologique par excellence, cela explique pourquoi cette eau, déterminant une production et une élimination plus abondante d'urée, possède une action rénale si remarquable.

2° *Tonifiante*, ce qui est démontré par l'augmentation de l'excrétion des chlorures dont l'extrême diminution est souvent l'indice d'un grave pronostic et la signature de la défaillance de l'organisme.

3° *Anti-uricémique :* elle diminue l'*acide urique*, et c'est ainsi que certains accidents sont écartés. En effet, qu'est-ce que l'acide urique, et que fait-il dans l'économie? Poison vaso-constricteur, il convulsionne les artères. Sous l'influence de cette vaso-constriction, il se fait de l'hypertension artérielle qui, étant le prélude (présclérose) et la cause de la sclérose vasculaire, est avantageusement combattue par toutes les eaux diurétiques et anti-uricémiques, parmi lesquelles la source Cachat occupe une place prépondérante. Sans aucun doute, ces eaux ne guérissent pas la sclérose artérielle confirmée; elles font mieux, puisqu'elles la préviennent dans cette période d'artério-hypertension ou de *présclérose*, alors que les lésions, souvent irrémédiables, sont absentes.

4° *Apéritive et digestive :* elle agit, dit-on, par CO^2. Je n'en sais rien, et tous les hydrologues ont fait depuis longtemps la remarque qu'il n'y a pas de concordance entre la composition chimique et l'action thérapeutique des eaux. Par conséquent, il ne faut pas baser un traitement hydrominéral exclusivement sur leur constitution minérale. Exemples : Comment Plombières guérit-elle les entérites? On n'en sait rien. Comment Vichy agit-il sur la lithiase biliaire, on s'en doute, on n'en est pas certain. Il en est de même pour certaines eaux purgatives naturelles où l'eau contenant 3 grammes de sulfate de soude peut purger. Or, voyez l'effet de 3 grammes de sulfate de soude du pharmacien ; il sera tout à fait nul. Ce qui importe donc avant tout, c'est l'observation thérapeutique, et c'est à cette observation qu'il faut, en définitive, toujours revenir pour bien connaître les applications thérapeutiques d'une eau minérale.

Les applications thérapeutiques de l'eau d'Évian sont les maladies de l'estomac, du foie, la lithiase biliaire, les maladies des reins et de la vessie, l'uricémie, l'albuminurie, l'hypoazoturie, l'anémie, la chlorose, sans que nous sachions toujours comment ni pourquoi ces affections trouvent ici leur guérison. Je dis que je ne sais pas pourquoi. Je m'en doute et si vous me poussiez un peu, je vous dirais que c'est par une action physiologique que j'ai voulu préciser il y a quelques instants.

On peut, à la rigueur, soigner son estomac ou son foie à domicile ; on le peut, je ne dis pas « on le doit ». Mais on ne peut pas toujours combattre l'anémie, la chlorose, les affections rénales à domicile. Il leur faut l'eau *vivante* de la source, qui n'est plus la même en bouteille. En bouteille, elle ne produit pas autant la diurèse. Cependant, comme les eaux d'Évian contiennent peu d'éléments minéraux, on n'a pas à craindre son adultération par le transport, et c'est pour cette raison que de toutes les eaux transportées, celles qui sont le moins minéralisées réussissent le mieux à domicile, surtout pour le traitement des maladies d'estomac et de la présclérose.

Une autre indication très importante est relative à la *neurasthénie*, maladie à la mode dont on abuse et qui cache souvent notre ignorance. Évian agit d'une façon favorable, non seulement sur la neurasthénie, mais aussi, sur l'ennui, cette maladie morale de la vie, parce qu'il a *l'ambiance, les « adjuvances thérapeutiques »*, comme on l'a dit : le lac, les montagnes, les promenades, les distractions multiples, etc. Ici, nous avons donc tout. Nous avons même le vin, et à deux pas on peut faire une cure de raisin, cure qui a son importance au point de vue diurétique. Nous avons l'eau, le vin, l'air, la montagne, le lac, les roses dans ce « jardin d'été de la France », comme on l'a appelé ; nous avons des médecins distingués, que je ne veux pas citer par leurs noms, parce qu'il faudrait les dire tous ; nous avons quelque chose de plus extraordinaire encore, une administration qui ne s'administre pas contre ellemême et qui, vraiment soucieuse des intérêts des malades, vient d'édifier un établissement superbe destiné à l'hydrothérapie, à l'électrothérapie, à la massothérapie...

Stations pour cardiaques. — Évian avec toutes ces ressources, toutes ces adjuvances, est encore par excellence la station que doivent fréquenter certaines cardiopathies dont je veux, en quelques mots vous entretenir.

Comme je l'ai depuis longtemps établi, les maladies du cœur doivent être séparées en deux classes : 1° *Les cardiopathies rhumatismales* ; 2° *Les cardiopathies artérielles.*

Les premières procèdent du rhumatisme, elles évoluent vers l'hypotension artérielle et l'asystolie.

Les secondes procèdent, non du rhumatisme, mais d'intoxications diverses, multiples et souvent méconnues : intoxications uricémique ou alimentaire, le plus souvent. Car notre régime actuel n'est qu'un empoisonnement lent et continu. On abuse de l'alimentation carnée, on introduit dans l'organisme des toxines vaso-constrictives qui produisent l'hypertension artérielle et prédisposent à la sclérose vasculaire. Il est temps d'insister plus que jamais sur la diète des toxines alimentaires et de rappeler sans cesse cette grande vérité sous forme d'un jeu de mots latin : *modicus cibi, medicus sibi*. Il est temps de proclamer hautement que la fréquence de l'artériosclérose et des cardiopathies artérielles est due, en grande partie, aux erreurs et aux exagérations de notre alimentation. « L'homme ne meurt pas, il se tue », a dit Sénèque : il se tue par le régime alimentaire.

Dans l'évolution des cardiopathies artérielles, on peut distinguer trois périodes : 1° la période de *présclérose* : hypertension artérielle sans lésion vasculaire ; 2° la période de *sclérose confirmée*, *sclérose cardio-rénale* où la maladie est au cœur et le danger au rein ; 3° la période de *sclérose terminale* (phase mitro-artérielle) avec complication d'hyposystolie et d'asystolie.

Évian réclame les deux premières périodes, et la première, à titre de médication *diurétique*, *anti-uricémique* et surtout *vasodilatatrice* ; car, c'est la vaso-constriction et l'hypertension artérielle qui conduisent à la sclérose vasculaire, maladie dont quelques médecins abusent sans doute en la voyant, comme la neurasthénie, là où elle n'est pas, mais qu'il importe cependant de ne pas méconnaître, puisqu'elle fait tant de victimes.

A la deuxième période, la lésion est au cœur, mais le rein est toujours insuffisant, et c'est pourquoi j'ai coutume de dire : Dans la sclérose artérielle, dans la sclérose cardio-rénale, la maladie est au cœur et aux artères, le danger est au rein. Ce danger existe même dans la présclérose, et c'est pourquoi les eaux diurétiques agissant si bien sur le fonctionnement rénal, peuvent être assimilées à une sorte de digitale du rein et des artères.

Quant à la troisième période, l'hyposystolie et surtout l'asystolie étant prépondérantes, il est certain que le traitement hydro-minéral peut produire des inconvénients si la posologie n'est pas rigoureusement mesurée, et si on laisse aux malades, comme on le fait trop souvent, la direction du traitement. On ne saurait trop leur dire qu'il y a là un grand danger pour eux, danger d'autant plus fréquent qu'ils s'imaginent qu'une eau dans toute sa pureté n'a pas besoin d'être prise suivant des règles précises et fixées par nos connaissances scientifiques. J'insiste sur ce fait, parce que j'ai été le témoin d'accidents très sérieux, provoqués par les malades qui s'administraient eux-mêmes le traitement hydrominéral d'une façon intempestive et déréglée.

Avec l'appui et l'aide de tous vos distingués collègues de la station (car l'œuvre doit rester commune), vous allez donc contribuer à doter la France d'une nouvelle station pour cardiaques, avec le même grand succès que mon ancien interne et ami le docteur Piatot, auteur d'une thèse remarquable sur « le traitement des maladies du cœur par l'hygiène et les agents physiques », a obtenu à Bourbon-Lancy. Les deux établissements nous prêteront un mutuel concours sans se nuire : A Evian les cardiopathies *artérielles* pour lesquelles le traitement rénal est particulièrement indiqué avec une eau produisant si rapidement la réduction et l'élimination de l'acide urique ; à Bourbon-Lancy, les cardiopathies *calculaires* d'origine rhumatismale justiciables des eaux chaudes de Lymbe avec ses « douches sous-marines », et de la source de la Reine dont l'action sur l'état uricémique avec arthritisme est d'une grande importance. Les indications sont donc précises et nettement établies.

La notion du traitement des cardiopathies par les eaux minérales est née en France où elle a été l'objet de travaux remarquables il y a plus de cinquante ans, et je cherche à comprendre pourquoi et comment, si brusquement abandonnée, elle a été reprise et dénaturée hors de notre pays. Aujourd'hui, l'essor est donné, et nous saurons mettre en valeur nos immenses richesses en eaux minérales. Les médecins français enverront leurs cardiaques aux stations françaises, et les médecins étrangers, amis de notre pays, ont déjà donné l'exemple... Et vous, mon cher Bergouignan, qui entrez dans la vie médicale par une œuvre thérapeutique de haute valeur, vous contribuerez avec vos collègues de la station d'Evian qui voudront certainement unir leurs efforts aux vôtres, à une œuvre commune d'humanité, de patriotisme et de science.

H. HUCHARD,

Médecin de l'hôpital Necker,
Membre de l'Académie de Médecine.

Nous devons ce travail à notre excellent maitre, M. le docteur Huchard. En nous permettant de développer ici une de ses idées les plus chères, il nous donne une marque d'estime et de confiance dont nous lui sommes profondément reconnaissant. Nous ne le remercierons jamais assez de tout ce qu'il nous a enseigné et de tout ce qu'il a fait pour nous.

Nous adressons l'hommage de notre gratitude à nos maitres d'internat et d'externat, à MM. les docteurs Robin, Variot, Launois, Tenneson, B. Anger, qui nous ont fait profiter de leur savoir et honoré de leur sympathie.

Nous remercions également tous ceux qui, à des degrés divers, ont été nos maitres dans les hôpitaux, MM. les docteurs Duguet et Rigal, M. le professeur Panas, MM. les docteurs Widal et Rénon, professeurs agrégés, J. Renault, Florand, Parmentier, Boulloche, Dalché, Jacquet et Lyot, médecins ou chirurgiens des hôpitaux et M. le docteur Rochon-Duvigneaud.

Nous adressons un souvenir reconnaissant et respectueux à notre premier maitre, M. le docteur Pétel, chirurgien des hôpitaux de Rouen.

MM. les docteurs Auclair, Marcel Labbé, Meslay, Josué, Martinet, J. Hallé, Coyon, Weber, Deguy et Piatot ont été pour nous des ainés bienveillants et nous ont aidé de leurs conseils.

Nous n'oublierons pas l'amitié dévouée que nous a

témoignée M. le docteur Brühl, médecin des hôpitaux.

M. le docteur Siredey, médecin de l'hôpital Saint-Antoine, nous a bien souvent donné des preuves de son affection et de son dévouement. Qu'il nous permette de lui redire encore notre reconnaissance et notre respectueux attachement.

LE TRAITEMENT RÉNAL

DES

CARDIOPATHIES ARTÉRIELLES

INTRODUCTION

Les maladies chroniques du cœur peuvent être classées pratiquement en deux groupes : celui des *cardiopathies valvulaires* et celui des *cardiopathies vasculaires*. Les premières, cardiopathies primitives, commencent au cœur pour finir aux vaisseaux. Les autres, secondaires, commencent par une altération des vaisseaux et finissent au cœur. Cette distinction, établie par notre maître, M. Huchard, depuis vingt ans, est capitale, et grosse de conséquences thérapeutiques.

Les cardiopathies vasculaires comprennent les cardiopathies veineuses et les *cardiopathies artérielles*. Ces dernières sont de beaucoup les plus fréquentes ; nous irons même plus loin : à elles seules elles constituent la grande majorité (70 p. 100) des maladies chroniques du cœur. C'est qu'en effet l'artério-sclérose, qui les fait naître, devient de jour en jour une des affections les plus communes non seulement de la vieillesse, mais aussi de l'âge mûr.

Le mode actuel d'existence en est la cause. Dans toutes les classes de la société, les nécessités de la vie exigent de plus en plus une activité continuelle, un surmenage cérébral ou physique sans repos suffisant, et sans hygiène rationnelle. Nous sommes perpétuellement fatigués, c'est-à-dire intoxiqués, et pour réparer nos forces, souvent nous nous intoxiquons davantage. De là ces scléroses précoces du système artériel et par suite, des viscères, altérations dont le cœur, sclérosé lui-même, doit supporter toutes les conséquences.

Il est donc important de bien connaître les cardiopathies artérielles, plus fréquentes que les autres, et si différentes des autres au double point de vue clinique et thérapeutique. Cette notion, malheureusement, n'est pas assez répandue.

Nous remercions M. Huchard de nous l'avoir enseignée. Auparavant, nous n'hésitons pas à le confesser, le terme de maladie de cœur était pour nous, comme encore pour tant d'autres, synonyme de souffles organiques, d'altérations orificielles, et de troubles hydrauliques consécutifs. Au point de vue clinique, nous nous contentions de savoir distinguer l'insuffisance mitrale, le rétrécissement mitral et l'insuffisance aortique. En fait de thérapeutique cardiaque, nous connaissions surtout la digitale, ses nombreux succédanés, et la caféine. Sans doute, nous connaissions l'artério-sclérose et son traitement par l'iodure, mais cette notion ne nous servait guère qu'à poser des diagnostics de vieillesse prématurée, en méditant le mot célèbre de Cazalis.

Voici peut-être la cause de cette ignorance :

Les traités classiques qui nous ont instruit ne sont pas muets sur les cardiopathies artérielles ; tant s'en faut : tous, ou presque tous décrivent leurs différentes formes, mais sans les grouper. C'est ainsi que souvent l'athérome de la mitrale se trouve décrit avec l'insuffisance mitrale ; l'aortite chronique avec l'insuffisance aortique, ; la cardio-sclérose avec les myocardites ; la sténocardie coronarienne avec les angines de poitrine ; la sclérose cardio-rénale avec le mal de Bright ; la dyspnée toxi-alimentaire avec l'urémie, et l'artério-sclérose, dans un chapitre spécial.

Il s'ensuit que les cardiopathies artérielles sont trop souvent méconnues, surtout au début. « Les artério-scléreux, dit Weber, sont le plus souvent regardés et soignés comme des brightiques, des emphysémateux, des cirrhotiques, des cérébraux, des aortiques, des athéromateux, et enfin comme des cardiaques. » De là les traitements les plus divers pour des affections justiciables de la même thérapeutique.

Être considéré comme un brightique, est à notre avis, ce qui peut arriver de mieux au cardio-artériel méconnu, car le traitement classique du mal de Bright est, à peu de chose près, celui que nous prescririons à ce malade. Mais si, par malheur, il présente un souffle à la pointe, de l'arythmie ou de la dyspnée, l'artériel sera trop souvent traité par la médication digitalique, inutile dans ce cas; et quelquefois dangereuse.

De nos jours, on a encore, en cardiothérapie, trop de tendance à conclure d'un souffle ou d'une arythmie à une affection du cœur et d'une affection du cœur à l'emploi réflexe de la digitale. On s'occupe beaucoup trop du cœur, et pas assez des vaisseaux et des viscères. C'est ce qu'avait bien vu Peter quand il écrivait : « Faire le diagnostic d'une lésion du cœur n'est qu'une pure satisfaction d'artiste ; c'est une simple question d'acoustique, un musicien pourrait suffire ; pour résoudre le problème du traitement, un médecin consommé suffit à peine. »

Sans doute le problème est difficile, mais que de satisfactions quand on peut le résoudre! Ce sont les maladies du cœur qui réservent au praticien expérimenté ses plus beaux succès thérapeutiques. « Il n'y a pas de maladie chronique, a écrit M. Huchard, où grâce à l'intervention de l'hygiène basée sur la pathogénie, grâce à l'efficacité grande d'agents médicamenteux, la médecine soit moins désarmée et plus apte à retarder pendant de longues années l'échéance fatale. »

Cette vérité s'applique aux cardiopathies valvulaires comme aux cardiopathies artérielles. Nous nous occuperons uniquement de ces dernières. Après avoir rappelé en quelques pages, d'après M. Huchard, leurs caractères cliniques et leur traitement, nous insisterons tout particulièrement sur le rôle capital que joue le rein dans ce traitement.

Tandis que dans les cardiopathies valvulaires le cœur, seul coupable, doit être souvent stimulé par une médication cardio-tonique, c'est aux vaisseaux que doit s'adresser le traitement des cardiopathies artérielles. Quelle que soit leur forme, il s'agit en général d'abaisser la tension artérielle, de diminuer la vaso-constriction généralisée, pour soulager le cœur presque toujours altéré, moitié moins valide et condamné pourtant à un double travail. L'intoxication constante de l'organisme par ses propres déchets et par ceux d'une alimentation anti-hygiénique est la cause principale de l'hypertension et de la sclérose artérielles. La thérapeutique pathogénique devra donc s'attacher à combattre cette intoxication ; elle s'adressera aux divers émonctoires et surtout au rein dont elle ménagera les forces en réduisant de son mieux l'apport des poisons, et dont elle excitera la fonction grâce à certains agents diurétiques. Le rein des cardio-artériels devra être « entouré d'un soin pieux », car son insuffisance fonctionnelle aggrave le danger d'intoxication, et son intégrité anatomique gouverne tout le pronostic. Comme le répète M. Huchard, « la maladie est au système artériel, le danger au rein ».

C'est ce *traitement rénal*, base de la thérapeutique des cardiopathies artérielles, que nous nous proposons d'exposer. Nous apporterons un assez grand nombre d'observations dans le but de montrer que des affections différentes en apparence, mais de même nature, sont toutes justiciables de ce mode unique de traitement.

PREMIÈRE PARTIE

Clinique.

Les cardiopathies artérielles

CHAPITRE PREMIER

DÉFINITION ET HISTORIQUE

Les cardiopathies artérielles se présentent suivant des types cliniques assez dissemblables, mais réunis étroitement par leur étiologie, par leur symptomatologie commune, et par les mêmes indications thérapeutiques. Cette diversité d'aspects permet de comprendre pourquoi l'unité pathologique des cardiopathies artérielles a été lente à se faire, et pourquoi leur symptomatologie est restée longtemps indécise.

Avant d'exposer leur traitement, nous croyons donc indispensable de rappeler la physionomie de ces types cliniques et les symptômes fondamentaux des cardiopathies artérielles en général.

« A côté de la classe des cardiopathies valvulaires, presque toujours d'origine rhumatismale, il faut placer, écrit M. Huchard, le groupe, plus important encore, des cardiopathies artérielles. Ces dernières relèvent d'un processus scléreux général (l'artério-sclérose) qui peut envahir diversement l'organe central de la circulation en frappant : 1° les artères nourricières du cœur avec

participation consécutive du myocarde et du tissu conjonctif ; 2° l'aorte et les appareils valvulaires de l'organe (mais, dans ce dernier cas, le myocarde et tout le système artériel sont presque toujours altérés).

« Les premières sont les cardiopathies artérielles à *type myocardique*. Les secondes, les cardiopathies artérielles à *type calculaire*. »

De plus: les associations fréquentes de la sclérose des divers organes avec celle du cœur donnent naissance aux formes *cardio-rénale, cardio-bulbaire, cardio-cérébrale, cardio-hépatique, cardio-pulmonaire*.

Enfin. les symptômes de l'artério-sclérose constituent le lien qui réunit entre elles ces différentes formes, et la description de chacune d'elles est inséparable de l'étude de ces symptômes.

Ignorée pendant longtemps, puis ardemment discutée, la notion *clinique* des cardiopathies artérielles est de plus en plus admise aujourd'hui. Nous croyons intéressant de retracer à grands traits les différentes étapes qu'elle a parcourues. C'est là une tâche aisée, car si l'histoire anatomo-pathologique des cardiopathies non valvulaires est riche relativement, celle de leurs symptômes est réduite, avant les vingt dernières années, à presque rien.

Avant la découverte de l'auscultation, la symptomatologie des affections circulatoires était nécessairement rudimentaire, mais du moins, l'attention des médecins n'était pas, comme elle le fut plus tard, exclusivement concentrée sur le cœur. Ne se servant alors comme modes d'exploration, que de la vue et du toucher, les observateurs étaient portés à s'occuper de l'état des vaisseaux et du pouls. En 1708, Boerhaave remarquait que la forte impulsion de l'ondée sanguine contre les parois vasculaires peut aboutir au rétrécissement, à l'oblitération et à l'épaississement des artères. Au milieu du siècle dernier (1749) Sénac avait décrit le pouls dur,

serratus, « très fort et très petit en même temps », par
« contraction des parois artérielles. » Il avait vu que
cette contraction mène à l'obstruction, et celle-ci à l'inflammation des vaisseaux. Robert Whytt (1777) parle
de la dureté du pouls, produite par une « contraction
spasmodique du système vasculaire ».

Il est juste de dire que les auteurs précédents, pas
plus qu'après eux Corvisart, ne croyaient à la possibilité de reconnaitre sur le vivant l'existence des maladies
du myocarde.

La découverte de Laënnec ne put dissiper cette obs-
curité ; elle l'accentua peut-être même, en mettant en
lumière les rapports des « bruits de soufflet » avec les
lésions orificielles. Pour longtemps encore, ces deux
éléments, clinique et pathologique, devaient rester le synonyme presque unique d'affection cardiaque. Laënnec
(1819) ne connaissait pas « un seul exemple incontestable et bien décrit de la cardite générale chronique ».
Bertin (1824) et Rostan (1828) déploraient l'absence de
faits précis et complets permettant d'établir une description générale de l'inflammation du cœur. Les descriptions cliniques de Rochoux (1822) et de Sobernheim
(1837) étaient vagues et rudimentaires. Plus tard Friedreich et Lorain avouaient ne pas connaître de symptômes propres à révéler une myocardite chronique, et
Parrot (1871) disait qu'il n'est pas de symptomatologie
plus mal connue.

Cependant, depuis le début du siècle dernier, plusieurs
auteurs avaient décrit des lésions myocardiques secondaires à celles des coronaires (Kreysig, Quain, Bern-
heim, Cruveilhier) ; Lobstein et Rokitansky avaient
dressé le tableau des localisations multiples de l'athérome, mais personne encore ne soupçonnait les rapports
de la maladie artérielle avec la maladie cardiaque, et
encore moins leurs symptômes.

Les discussions nombreuses soulevées par l'étude des

relations entre la néphrite interstitielle et l'hypertrophie du cœur furent l'origine de la conception des cardiopathies artérielles.

L'hypertrophie du cœur, d'après Bright, venait de son irritation par l'altération sanguine due à la néphrite; d'après Traube, elle provenait de l'hypertension artérielle provoquée par la disparition des capillaires rénaux. Mais d'autre part, Kirkes, Johnson, Gordon, faisaient jouer le principal rôle à l'athérome, à l'hypertrophie, à l'élévation de la tension du système artériel. Niemeyer montrait que, dans le mal de Bright, l'hypertrophie cardiaque existe au début, avant que la circulation rénale soit entravée.

Enfin, en 1871, Lancereaux fit le premier comprendre l'importance de la maladie artérielle généralisée. « Il n'existe pas, à vrai dire, écrivait-il, de maladie des reins, et l'altération de ces organes est l'expression anatomique d'une maladie plus générale. » Bientôt après, Gull et Sutton, avec leur célèbre description de l'*arterio-capillary-fibrosis*, inauguraient la théorie, si féconde en résultats, des lésions scléreuses viscérales d'origine vasculaire. Puis les travaux de Cornil et Ranvier (1873), Letulle (1879), Ziegler, Leyden, Debove et Letulle (1881), de Hipp. Martin, Rigal et Juhel-Rénoy, l'année suivante, et de Duplaix en 1883, montrèrent de façon irréfutable que la sclérose du système artériel produit les scléroses viscérales, et celle du cœur en particulier.

La clinique s'était laissée devancer par l'anatomie pathologique, au point qu'en 1882, Fraenkel admettait encore l'impossibilité de fixer l'étude symptomatologique de l'artério-sclérose du cœur. Certains auteurs, néanmoins avaient vu et signalé quelques signes importants de l'artério-sclérose. Lancereaux, par exemple, avait divisé son évolution en deux périodes : la première caractérisée par les flexuosités des artères, de la dyspnée, de l'angine de poitrine; la seconde, par des vertiges, de la dyspnée, des palpitations, enfin par l'albuminurie, l'anémie et la cachexie. En 1877, Peter établissait nettement la division des affections organiques du cœur gauche en maladies aortiques, primitivement artérielles, et en maladies mitrales, primitivement cardiaques. Il donnait, comme signes de l'endartérite chronique : les flexuosités et la dureté des artères, le plateau du tracé sphygmographique, les irrégularités du pouls, le bruit diastolique, le double souffle et l'augmentation de la matité aortique, les troubles de la nutrition, les vertiges et les hémorrhagies ; il décrivait aussi, après Vulpian, le souffle du rétrécissement sous-aortique d'origine athéromateuse. Duplaix (1883, mentionnait l'arythmie, l'oppression, la dyspnée d'effort, et la polyurie sans albuminurie.

Dès 1881, dans ses leçons de l'hôpital Bichat, notre maître, M. Huchard, s'attachait à l'étude clinique des cardiopathies artérielles, et c'est à lui que l'on doit la description de cette symptomatologie si riche et pourtant si précise. En 1885 paraissaient ses leçons sur l'artério-sclérose, suivies de près par sa communication au congrès de Nancy sur la « curabilité des cardiopathies artérielles », puis la thèse de son élève Sabatier (1886). L'année suivante il étudiait avec Weber l'anatomie pathologique de l'artério-sclérose du cœur, et bientôt après, il décrivait définitivement les formes cliniques de cette affection, en insistant sur le stade d'hypertension.

Nous n'énumérerons pas les nombreux travaux que M. Huchard et ses élèves (1) ont consacrés depuis à l'étude des cardiopathies artérielles et de leur traitement ; nous nous en sommes entièrement inspiré pour le résumé symptomatique et thérapeutique qui va suivre.

(1) Sabatier, Weber, D. Courtade, Tournier, Blind, Barbier, Vincent, Giocanti, Faure-Miller, Picard, Gayral, Robert, Bohn, Piatot.

A l'étranger, Broabdent (en Angleterre), Ottoman Rosenbach et Leyden (en Allemagne) ont publié encore sur ce sujet des travaux intéressants. Dans un livre récent sur « l'artério-sclérose » (1898), Edgren (de Stockholm) après une étude faite en France un an auparavant, confirme presque toutes les conclusions de M. Huchard. Enfin, tout dernièrement, en 1901, Basch (de Vienne) dans son livre sur « les maladies du cœur dans l'artério-sclérose », reproduit les mêmes idées en se servant de désignations différentes pour les exprimer.

Pour finir cet aperçu historique, nous ajouterons que si pendant ces dernières années quelques auteurs ont décrit des myocardites interstitielles sans lésions vasculaires (Bard et Philippe, 1891) ou d'origine toxique (Brault, Letulle, Landouzy et Siredey), l'existence de la grande classe des cardiopathies artérielles n'en reste pas moins un fait; et, comme le dit fort justement M. Merklen : « L'histoire de la myocardite chronique, au moins dans sa forme la plus commune, se confond à beaucoup de points de vue avec celle de l'artério-sclérose. »

CHAPITRE II

ÉTIOLOGIE ET DESCRIPTION CLINIQUE

« Les cardiopathies artérielles commencent au cœur
périphérique pour finir au cœur central » (Huchard).
Consécutives à la sclérose du système artériel, elles ne
peuvent donc avoir d'autre étiologie que celle de l'artério-sclérose.

Celle-ci est l'aboutissant de toutes les causes patho-
gènes qui ont traversé l'existence. C'est pourquoi,
longtemps considérée comme la maladie normale et
constante de la vieillesse, elle tend à devenir chaque
jour plus précoce. L'artério-scléreux de quarante ans
n'est plus une rareté, grâce au surmenage qu'impose
la vie actuelle, et surtout aux habitudes anti-hygié-
niques qui s'introduisent de plus en plus dans nos
mœurs.

Parmi ces habitudes, la plus nuisible sans contredit
est *l'abus de l'alimentation carnée*, et M. Huchard considère avec raison la fréquence croissante des cardiopathies artérielles comme une conséquence du changement
profond qui s'est produit à cet égard dans notre mode
alimentaire. L'usage de la viande s'est répandu dans
toutes les classes de la société ; il est devenu pour
beaucoup la base de l'alimentation en vertu d'un préjugé
que les apôtres du végétarisme réfutent sans peine,
car les exemples abondent, de vigueur considérable et de
remarquable endurance, observés chez des hommes
soumis exclusivement au régime végétal. La viande, en

général, et surtout les viandes altérées (charcuterie, gibier, conserves) renferment de nombreuses toxines convulsivantes. Leur introduction continuelle et abondante dans l'économie fatigue le rein, et ne tarde pas à y déterminer une insuffisance d'élimination d'abord fonctionnelle, bientôt organique ; de plus retenues en quantité dans le sang, elles provoquent une hypertension artérielle par vaso-constriction, puis tôt ou tard l'artério-sclérose généralisée.

D'autres causes *toxiques* agissent par le même mécanisme. Parmi ces causes, l'alcoolisme, le tabagisme, le surmenage physique et moral, marchant de pair avec l'abus de l'alimentation carnée, prennent chaque jour une importance plus grande. Il faut y joindre le saturnisme, la vieillesse, qui par son mouvement incessant de désassimilation est également une cause toxique, et sans doute aussi, la ménopause.

Les *diathèses* héréditaires ou acquises (arthrites, rhumatisme, diabète, et surtout goutte et uricémie), maladies par nutrition troublée et non toujours ralentie (Lécorché, A. Robin), dans lesquelles le sang charrie une foule de déchets et de matériaux inutilisés, ont plus d'un point commun avec les causes toxiques.

Enfin les *infections* de toute sorte n'envahissent point le milieu sanguin sans laisser de traces sur les artères. Aux artérites infectieuses aiguës ou subaiguës succèdent souvent des artérites chroniques. A ce point de vue, on a signalé le rôle de la syphilis, de la variole (Desnos et Huchard), de la fièvre typhoïde (Hayem, Landouzy et Siredey), du rhumatisme, de la diphtérie, de la fièvre puerpérale, de l'érysipèle, etc.

D'après M. Huchard, on a beaucoup exagéré le rôle de l'infection dans la genèse de l'artério-sclérose, qui serait avant tout d'origine toxique, et surtout toxi-alimentaire.

Comme on le voit, ces causes sont si nombreuses que

pas un individu ne semble pouvoir éviter la sclérose artérielle. Elle est très fréquente, assurément, mais son apparition plus ou moins précoce est probablement due à l'hérédité (aortisme héréditaire de Huchard), à la réunion chez un même sujet de plusieurs facteurs étiologiques, et surtout à l'existence d'infractions graves et répétées à l'hygiène alimentaire.

ÉVOLUTION CLINIQUE. — Les cardiopathies artérielles présentent dans leur évolution trois périodes :

a) La première, *artérielle*, comprend deux phases successives :

Une phase dynamique, caractérisée par l'hypertension artérielle permanente, sans lésions vasculaires (présclérose).

L'autre, phase physique, se traduisant par le début de la sclérose artérielle généralisée.

b) « La deuxième période, *cardio-artérielle*, est caractérisée par l'endartérite des vaisseaux de la périphérie, d'abord, des viscères et du myocarde, ensuite, et toujours par l'élévation de la tension artérielle. » Mais parfois la sclérose, d'emblée viscérale, peut commencer par le cœur, ou par le rein.

c) « La troisième période, *mitro-artérielle*, est caractérisée par la dilatation des cavités cardiaques et des orifices auriculo-ventriculaires, par l'affaiblissement du cœur, par la diminution de la tension artérielle. Alors, le malade ne doit plus être considéré comme artériel, mais comme un cardiaque ou un mitral, et la thérapeutique devient celle des affections mitrales insuffisamment compensées.

Dans notre description clinique nous suivrons la marche de cette évolution, dont chaque période comporte des indications thérapeutiques spéciales.

PREMIÈRE PÉRIODE, ARTÉRIELLE. — Rien de variable comme l'évolution des cardiopathies artérielles. Tandis que les affections cardiaques valvulaires parcourent presque invariablement un cycle morbide bien défini, des accidents variés et redoutables, sur lesquels nous reviendrons, interrompent souvent la marche des cardiopathies artérielles. Enfin, sous l'influence du traitement et surtout de l'hygiène, on peut observer des rémissions si longues qu'elles valent des guérisons.

Cependant, dès que le système artériel est touché, on observe un ensemble de symptômes, toujours les mêmes, depuis le début presque jusqu'à la fin, quelle que soit la période, quel que soit le type clinique. Ce sont les symptômes de l'artério-sclérose. Leur présence constante donne à la maladie son cachet, et dans beaucoup de cas c'est elle qui permet d'affirmer la nature artérielle d'une cardiopathie.

Extra-cardiaques, parce qu'ils sont surtout artériels, les symptômes de l'artério-sclérose ou, si l'on veut, des cardiopathies artérielles à la première période ont été groupés par M. Huchard en : 1° symptômes d'hypertension artérielle; 2° symptômes méiopragiques; 3° symptômes toxiques.

Il est évident que pendant le premier stade (dynamique, sans lésion des vaisseaux) quelques-uns de ces signes pourront manquer, surtout parmi le groupe méiopragique et le groupe toxique, ou du moins être moins marqués que lorsque la sclérose artérielle au début (phase physique) fait déjà souffrir les viscères dans leur nutrition.

a) **Symptômes d'hypertension artérielle.** — L'adultération continuelle du sang par les différentes causes que nous avons passées en revue, produit une excitation permanente des centres vaso-moteurs et des tuniques vasculaires : il en résulte un spasme des artéres et une hypertension permanente qui « se manifeste par certains phénomènes qui relèvent surtout de ses conséquences sur les vaisseaux, sur l'aorte, sur le cœur et sur les autres viscères » (Huchard).

Les phénomènes *vasculaires* ou vaso-moteurs sont sous la dépendance du spasme artériel et par suite, de l'anémie locale. Ils consistent en syncopes locales des extrémités (doigt mort, cryesthésie), crampes, douleurs rhumatoïdes ; état cérébral particulier (vertiges, somnolences, céphalée, troubles visuels, paresse de l'intelligence) ; accès de pâleur des téguments et de la face. La pâleur classique des aortiques est due à l'hypertension artérielle.

Le pouls est serré, dur, vibrant, difficile à écraser. Déjà le sphygmomanomètre marque de 20 à 22 centimètres de mercure et le sphygmographe révèle une ligne d'ascension lente, quelquefois inclinée, un plateau, et souvent l'absence de dicrotisme, ce qui est conforme à la loi de Marey. Le pouls est stable : le nombre des pulsations est le même, que le malade soit debout ou couché ; il est souvent augmenté dans cette dernière position, contrairement à ce qui se passe à l'état normal.

Les phénomènes *aortiques* consistent en une dilatation encore purement fonctionnelle, appréciable à la percussion et déterminant une élévation des artères sous-clavières. En plaçant l'oreille à droite du sternum, on entend un retentissement diastolique en coup de marteau, clangoreux (Guéneau de Mussy) si la dilatation aortique est accusée et surtout organique.

La stabilité du pouls et le retentissement diastolique suffisent, d'après M. Huchard, pour faire le diagnostic d'hypertension, sans l'aide de sphygmomanomètres. Ces deux symptômes physiques sont les premiers en date, les plus importants, et souvent les seuls de la période préartérielle.

A cette période, le *cœur* non encore altéré dans sa

texture doit soutenir une lutte constante contre l'obstacle périphérique et s'hypertrophie. Le choc précordial s'exagère, il se fait sur une plus large surface ; le premier bruit est parcheminé, la systole s'allonge, et l'on constate souvent de la tachycardie et des palpitations douloureuses.

Enfin les troubles vaso-moteurs déjà signalés déterminent des *phénomènes viscéraux* tels que congestions actives, hémorrhagies (hémoptysies arthritiques, épistaxis de la quarantaine), dyspnée d'effort, et polyurie modérée, provoquée par l'hypertension.

b) **Symptômes méiopragiques.** — « Dans l'artériosclérose, sous l'influence des sténoses artérielles, organiques par endartérite, fonctionnelles par spasme vasculaire, tous les viscères et appareils sont en imminence continuelle de fatigue ou de méiopragie. »

Les méiopragies sont surtout le fait de l'artério-sclérose et des scléroses viscérales confirmées. Aussi retrouverons-nous la plupart de leurs symptômes à la période cardio-artérielle ou viscérale. Toutefois on comprend que le spasme vasculaire exagéré par un début d'endartérite puisse provoquer des claudications intermittentes du cerveau (absences, vertige méiopragique), de la moelle (effondrement des jambes), du cœur lui-même (début d'angine de poitrine, asystolies transitoires, arythmies variées).

Un symptôme méiopragique constant dès les premières atteintes de la sclérose est l'insuffisance des émonctoires (foie et rein). Bien avant le début de la maladie, ces deux organes luttaient déjà depuis longtemps contre l'hypertoxicité des humeurs. Il est naturel qu'ils se fatiguent, s'altèrent les premiers et deviennent précocement insuffisants.

Dès lors l'intoxication redouble : l'évolution des lésions anatomiques se précipite, et en même temps apparaissent des symptômes fonctionnels toxiques très importants à connaître, car la thérapeutique est contre eux toute puissante.

e) **Symptômes toxiques.** — Chez les artério-scléreux, on voit souvent apparaître divers symptômes, fatigue matinale, somnolence, céphalée, vertiges, délires, etc., qui sont nettement d'origine toxique et liés à l'insuffisance rénale, car ces troubles, non modifiés par les dépresseurs de la tension artérielle, cèdent à l'emploi du régime lacté. Mais avant tout, l'insuffisance des émonctoires donne lieu à une dyspnée spéciale, d'une fréquence et d'une importance extrêmes.

Dyspnée Toxi-Alimentaire. — « La dyspnée est le symptôme le plus important et le plus commun des maladies de cœur; elle est souvent le premier avertissement de l'affection; c'est elle qui pousse le malade à réclamer les secours de la médecine » (Tournier). Or l'immense majorité des cardio-artériels, avant même que leur cœur soit touché par la sclérose, se plaignent de ne pouvoir respirer, et par suite, de mal dormir.

M. Huchard a eu le grand mérite de séparer la dyspnée des artério-scléreux des dyspnées cardiaques et urémiques.

Désignée autrefois et même aujourd'hui sous le nom d'asthme ou de pseudo-asthme aortique, la dyspnée des cardiopathies artérielles est de nature toxique. Dans les affections valvulaires, la gêne respiratoire est uniquement d'origine mécanique (stase pulmonaire) et disparaît vite sous l'influence de la digitale. Chez l'artério-scléreux, la dyspnée est d'origine toxi-alimentaire : elle apparaît en l'absence de troubles pulmonaires ou cardiaques, et s'amende rapidement avec le régime lacté absolu et les diurétiques ; contre elle la digitale est impuissante.

La dyspnée toxi-alimentaire a été minutieusement

étudiée par M. Huchard et ses élèves (Tournier, Picard, Gayral, Bohn, Piatot).

Ils ont montré que, très différente de la dyspnée cardiaque, elle n'est pas non plus une dyspnée urémique. Dans l'urémie, en effet, l'intoxication est multiple; elle est la somme des poisons exogènes et des déchets endogènes (carbonate d'ammoniaque, créatine, etc.), qui agissant sur le système nerveux, ou sur la faculté d'absorption des hématies pour l'oxygène (Cutter), provoquent une dyspnée continue, caractérisée par le rythme respiratoire de Cheynes Stokes, améliorée mais jamais guérie par le lait. Dans la dyspnée toxi-alimentaire, le rein n'est encore insuffisant que pour les toxines de l'alimentation ; en supprimant celles-ci, on fait disparaître celle-là.

Ce n'est que plus tard, quand la sclérose a envahi le rein, que la dyspnée toxi-alimentaire fait place à la dyspnée urémique.

La dyspnée toxique des artério-scléreux est *sine materia*. Un *effort*, une émotion même minime suffisent pour la faire naître. Elle est accompagnée de polypnée, sans besoin de respirer, dans l'intervalle des efforts. Elle est *paroxystique* et surtout *nocturne*. L'accès nocturne est spontané ; il survient pendant le premier sommeil. Le malade est réveillé par une sensation *douloureuse* de constriction thoracique, et une soif intense ; il manque d'air, et assis sur son lit, fait de grandes inspirations. Celles-ci surtout sont pénibles, contrairement à ce qui se passe dans l'asthme vrai, où l'expiration est longue, sifflante, difficile. Après un quart d'heure ou une demi-heure, l'accès disparaît peu à peu et la respiration devient normale, sauf à une période plus avancée (cardio-artérielle), où la gêne respiratoire persiste dans l'intervalle des crises.

Dans la deuxième partie de ce travail, nous reviendrons sur ces phénomènes toxiques, en étudiant l'insuffisance rénale des cardio-artériels et les moyens de la combattre.

DEUXIÈME PÉRIODE. CARDIO-ARTÉRIELLE.
— A cette période, la sclérose a envahi les artérioles des viscères, dont l'état méiopragique devient permanent et s'aggrave. L'ordre dans lequel les viscères sont atteints est essentiellement variable (d'où les différentes formes cliniques), mais dans tous les cas, les artères nourricières du myocarde sont plus ou moins intéressées, car le cœur, en lutte continuelle dès le début contre la maladie générale, devient de ce fait un lieu de moindre résistance. De là l'heureuse dénomination de cardio-artérielle, appliquée à cette période où, à côté des lésions constantes du système artériel, coexistent des lésions constantes du cœur. L'attention du médecin est alors forcément attirée du côté de cet organe, dont la maladie se révèle par des symptômes fonctionnels et physiques appréciables, et cette circonstance peut devenir un danger pour le malade

Dans la première période, en effet, les symptômes extra-cardiaques pouvaient passer pour ce qu'on nomme petits signes du brightisme : le malade, regardé comme un rénal, était soigné comme tel, et tout était pour le mieux. Malheureusement, dès l'apparition des symptômes cardiaques, le malade risque d'être traité comme un cardiaque, et saturé de digitale avec persistance, en vain et à son détriment.

A la période cardio-artérielle, on retrouve les symptômes de la première période (hypertension, méiopragies, signes toxiques) plus ou moins aggravés. Nous ne reviendrons pas sur ce sujet. Nous remarquerons seulement l'accentuation des signes cervico-aortiques (retentissement diastolique de l'aorte, l'augmentation de sa matité, due à une dilatation fonctionnelle ou organique avec souffle d'insuffisance fonctionnelle ou organique ; élévation des sous-clavières). La dyspnée devient un symptôme capital ; elle apparaît au moindre effort et n'est plus uniquement de nature toxique ; elle relève aussi de causes mécaniques (congestions actives et œdème aigu du poumon, infarctus pulmonaires, emphysème, épanchements pleuraux à droite) (Robert).

Quel que soit le type clinique de la cardiopathie artérielle, on peut observer à cette période des *symptômes cardiaques et vasculaires* qu'explique la sclérose plus ou moins marquée, mais constante, du myocarde.

Le *bruit de galop* n'est pas, comme on le croit trop encore, l'apanage exclusif de la néphrite interstitielle. L'hypertension artérielle de la première période, avant l'apparition de la sclérose des artères, peut déjà déterminer l'apparition d'un bruit de galop systolique, dû à la contraction bisystolique du ventricule gauche.

Mais, dès que faiblit l'élasticité du myocarde altéré, on voit apparaître des bruits de galop diastoliques. Le bruit surajouté est le résultat d'un choc de tension diastolique (Potain), produit par la distension brusque des parois ventriculaires au moment de la pénétration de l'ondée sanguine. Le bruit surajouté est une sensation encore plus tactile qu'auditive. La main perçoit « un soulèvement vague et étalé », parfois assez intense pour soulever rythmiquement la tête du médecin, phénomène que nous avons souvent constaté.

Le choc surajouté peut se produire à la fin, au milieu, ou au commencement de la diastole. Dans ces deux derniers cas, il est très tenace et d'un pronostic plus grave que dans le premier cas. Sous l'influence du traitement, le bruit de galop tend à devenir présystolique avant de disparaître.

Au début de l'affection, le *choc précordial* est abaissé ; il se fait avec force et brusquerie. A la fin, il est remplacé par une faible ondulation, et peut même disparaitre, tandis que le pouls radial reste fort et vibrant.

« Toute cardiopathie artérielle est en imminence de *dilatation cardiaque*. » Sous l'influence du surcroit de travail que les résistances périphériques imposent au cœur affaibli, on voit survenir inopinément des attaques *d'asystolie aiguë*. La matité cardiaque augmente rapidement, le choc précordial devient étalé, et se fait sentir jusqu'à la région épigastrique. La cause de ces accidents est l'élévation exagérée de la tension artérielle, et le tableau de ces asystolies transitoires est bien différent de l'asystolie de la dernière période, où, comme chez les cardiopathes valvulaires, on constate un abaissement notable de la tension.

La *tachycardie* est un phénomène fréquent dans la cardio-sclérose, malgré l'élévation de la tension artérielle et contrairement à la loi de Marey. Ce pouls paradoxal (Grasset) est probablement un moyen de défense utilisé par le cœur pour lutter contre la résistance des artères. Le bruit de galop s'accompagne presque toujours de tachycardie.

L'*arythmie* n'est pas un symptôme constant des cardiopathies artérielles. Parfois, pendant toute la durée de celles-ci, on ne constate que de rares modifications du rythme cardiaque. Mais d'autres fois elle est le symptôme prédominant de la cardio-sclérose (forme arythmique).

Il y a des arythmies irrégulières qui portent le plus souvent à la fois sur le nombre, sur la force, sur la forme des contractions cardiaques. On observe aussi des intermittences vraies ou fausses, conscientes ou inconscientes, et dans ce dernier cas, d'un pronostic plus grave.

Les arythmies rythmées ou *allorythmies* comprennent :

1° Le groupement des systoles cardiaques par deux

rythme couplé), par trois, quatre ou cinq (rythmes tricouplé, quadricouplé, etc.). Le plus fréquent est le *rythme couplé*.

Au début, les systoles se traduisent par des pulsations radiales couplées également (pouls bigéminé). Plus tard, la deuxième systole du groupe n'est pas perçue à la radiale (pouls lent). Plus tard, encore, quelques systoles seulement sont transmises à la radiale (pouls lent arythmique).

2° Le pouls alternant qui consiste dans l'alternance plus ou moins variée de systoles fortes et de systoles faibles.

Les arythmies de la cardio-sclérose, en général, sont « de véritables boiteries incurables du cœur, que la digitale ne parvient jamais à modifier. » L'usage intempestif et obstiné de la digitale peut même transformer une arythmie irrégulière en arythmie rythmée. Or, si les premières sont susceptibles d'amélioration, sous l'influence du traitement rénal (Obs. 9, 10, 11), les autres sont rebelles à toute thérapeutique (Obs. 12), et d'un pronostic toujours plus sérieux.

TROISIÈME PÉRIODE, MITRO-ARTÉRIELLE. — Nous passerons rapidement sur les signes de cette période terminale. Le myocarde surmené et sclérosé faiblit de plus en plus, « les cavités se dilatent, et avec elles les orifices auriculo-ventriculaires qui deviennent insuffisants; les congestions, les œdèmes, les hydropisies apparaissent, la tension veineuse augmente tandis que la pression artérielle diminue, en un mot, *la cardiopathie entre dans la mitralité ;* de cardio-artériel, le malade devient un vrai cardiaque ou un mitral. »

Dès lors, personne ne peut s'y tromper ; le malade est un cardiaque asystolique vulgaire, et il ne reste qu'à prolonger ses derniers moments avec l'aide de la digitale, de la caféine et du régime lacté.

Mais peu de cardio-artériels, relativement à leur nombre, meurent de cette façon. L'asystolie peut s'associer à l'urémie ; la cardiectasie peut déterminer des thromboses cardiaques.

Chez beaucoup d'entre eux on n'assiste point aux symptômes cardiaques de la dernière période. Certains succombent lentement aux progrès de la *cachexie artérielle :* il se produit une dénutrition rapide qui se caractérise cliniquement par une pâleur et une émaciation extrêmes. Le sang est encombré de déchets de désassimilation que le foie est devenu impuissant à détruire et le rein à éliminer. De là une intoxication complexe, franchement urémique cette fois (Obs. 21).

La mort peut être rapide, par ruptures d'anévrysmes des coronaires ou par rupture du cœur dans le péricarde, par œdème aigu du poumon, hémorrhagie ou ramollissement du cerveau, ou au cours de ces attaques d'asystolie aiguë que nous avons signalées et qui peuvent survenir à toutes les périodes de l'affection.

Enfin la mort peut être subite, par syncope ou par angine de poitrine.

Une telle diversité d'évolution et de terminaisons tient, d'une part, à la multiplicité et à l'étendue des lésions ; d'autre part à la diversité des formes cliniques que nous allons passer en revue.

FORMES CLINIQUES

A la seconde période, une fois constituées les localisations vasculaires et viscérales de l'artério-sclérose, les cardiopathies artérielles se présentent suivant un certain nombre de formes cliniques, que l'on rencontre d'ailleurs souvent associées.

Dans plusieurs d'entre elles, la localisation cardiaque ou aortique est prédominante, pour les autres, elle s'accompagne de la sclérose d'un viscère important.

Cardio-sclérose à forme arythmique. — C'est la forme la plus typique et la plus schématique. « L'arythmie peut être et rester la seule manifestation de la cardiopathie artérielle pendant tout son cours. » Tantôt paroxystique, tantôt permanente, l'arythmie, dans ce dernier cas surtout, apparaît parfois au milieu d'une santé parfaite en apparence, et s'installe définitivement ; puis à l'occasion d'un surmenage, d'un écart de régime, d'une pneumonie, éclatent des accidents graves (accès de dyspnée toxique, hypertension artérielle, léger œdème prétibial, albuminurie), qui ne laissent plus aucun doute sur le diagnostic.

En plus des signes classiques de l'artério-sclérose, qui, là comme dans les autres formes, constituent le cachet de toute cardiopathie artérielle, le cardio-scléreux arythmique se plaint ordinairement de dyspnée d'effort. M. Huchard nous répète souvent que chez un homme de cinquante ans, les deux signes suivants : arythmie permanente et dyspnée d'effort, permettent à eux seuls d'affirmer la cardio-sclérose.

L'arythmie peut être irrégulière ou rythmée et nous avons vu que dans ce cas le pronostic est plus grave.

Il existe une *forme tachycardique* souvent associée à la forme arythmique (tachy-arythmie), d'autres fois isolée et dans ce cas améliorée par l'emploi de la digitale, impuissante et dangereuse contre l'arythmie.

Cardio-sclérose à forme douloureuse. — Les lésions scléreuses des artères coronaires sont l'origine de la sclérose dystrophique du myocarde, c'est-à-dire de la cardio-sclérose.

Dans certains cas. lorsque l'oblitération porte surtout sur le tronc ou sur l'orifice des coronaires (plaques d'athérome). il se produit une boiterie intermittente douloureuse du cœur. constituant l'attaque de sténocardie coronarienne. d'*angine de poitrine vraie*. « celle dont on meurt ».

La gravité du pronostic comporte la nécessité d'un diagnostic exact. Les règles de ce dernier sont simples et précises et M. Huchard les a magistralement posées.

« 1° Toute angine de poitrine produite par un effort quelconque, par la marche rapide. est une angine vraie ou coronarienne.

« 2° Toute angine de poitrine se produisant spontanément. sans l'intervention d'un acte nécessitant un effort, est une angine fausse, ou névralgique.

« 3° Lorsqu'un malade ayant des crises provoquées par l'effort en a de spontanées pendant la nuit. la première loi n'est pas en défaut. il s'agit toujours d'un angineux vrai.

« 4° Les douleurs thoraciques provoquées par la pression ne sont pas des douleurs angineuses. »

L'attaque d'angor vrai arrête brusquement le malade au milieu d'un effort. le cloue sur place. Il ne pousse pas un cri. devient très pâle. et pour tâcher d'atténuer l'effroyable douleur qu'il éprouve, il comprime sa poitrine et retient sa respiration. Mais il suffit qu'il reste immobile pour que l'accès disparaisse brusquement après une minute ou même quelques secondes.

Les accès spontanés de la nuit durent en général dix minutes.

Nous passons sur la description de la douleur et des irradiations, qui sont bien connues.

Avec les progrès de la lésion. les attaques se rapprochent. surviennent à l'occasion du moindre effort, et constituent un état de mal angineux.

La sténocardie coronarienne est la cause la plus importante de la mort subite. Celle-ci survient au milieu d'un accès, ou par syncope, sans douleur.

Cardio-sclérose à forme myo-valvulaire. — La sclérose du myocarde s'accompagne souvent de souffles fonctionnels dus à la dilatation des orifices. Ces souffles très localisés, se propagent peu, sont instables et peuvent disparaître sous l'influence du repos.

Mais la sclérose peut envahir à la fois le myocarde et les appareils valvulaires, d'où la production d'insuffisances ou de rétrécissements organiques, avec les signes stéthoscopiques correspondants.

Si l'on s'en tient à l'auscultation du cœur, si l'on néglige de rechercher les symptômes toxiques, méiopragiques, et d'hypertension qui dénonceraient une cardiopathie artérielle, on risque de penser à une vulgaire affection valvulaire, et de commettre de grosses erreurs thérapeutiques ; par exemple on traite par la digitale obstinément, sans succès et jusqu'à l'intoxication, une dyspnée de nature toxique.

Le souffle de l'*insuffisance mitrale artérielle* est souvent dur, rugueux, serratique, et se propage peu ; il a parfois une intensité égale à la pointe et à la base (souffle mitro-aortique, insuffisance mitrale combinée à un rétrécissement sous-aortique). Son intensité ne dépend pas du degré de l'insuffisance, qui peut être minime et ne jamais déterminer de troubles mécaniques.

Le *rétrécissement mitral artério-scléreux* est une affection assez rare, mais très souvent latente et encore plus souvent méconnue. Il peut produire le rythme mitral classique, lorsque le cœur est calmé par le repos et le traitement. Mais en général il se manifeste à l'auscultation tantôt uniquement par le roulement présystolique, tantôt par le dédoublement du second bruit. Les signes changent d'un jour à l'autre. Il provoque l'hypertrophie du ventricule gauche, et s'accompagne de tous les signes de l'artério-sclérose, ce qui permet de faire le diagnostic.

Forme cardio-aortique. — L'aortite chronique ne va jamais sans un degré plus ou moins accusé de cardio-sclérose, qui la complique en diminuant encore la force de résistance du cœur.

Nous connaissons les signes de la dilatation organique de l'aorte. Pendant un certain temps on perçoit à l'auscultation un souffle systolique râpeux de la base (rugosités aortiques), et un retentissement diastolique clangoreux. Mais bientôt ce dernier est suivi d'un souffle d'abord léger et qui ne tarde pas à s'accroître et à le remplacer.

L'insuffisance aortique artérielle est constituée. Malgré l'intensité de ses signes stéthoscopiques, elle n'est jamais que l'expression locale de la maladie aortique, généralisée à tout l'arbre artériel. Au contraire, dans l'insuffisance aortique rhumatismale, la lésion valvulaire constitue à elle seule toute la maladie. Cette distinction capitale se poursuit dans l'étude symptomatologique.

Nous retrouvons d'abord les signes habituels d'hypertension artérielle, de méiopragies viscérales, les symptômes toxiques. Le souffle diastolique est râpeux, rude, souvent piaulant, précédé d'un souffle systolique bref, parcheminé. Sur le tracé sphygmographique, la ligne d'ascension brusque et le crochet classiques sont suivis du plateau caractéristique de l'athérome. Il y a des intermittences, des systoles groupées, des systoles avortées, du fait de la cardio-sclérose concomitante. Pour la même raison, le choc de la pointe, si énergique dans l'insuffisance endocardique, peut être à peine appréciable dans l'insuffisance artérielle. Enfin on constate souvent l'association de symptômes cérébraux, bulbaires, dus à l'athérome encéphalique, et d'angine de poitrine (athérome des coronaires).

Dans les cardiopathies artérielles à prédominance myocardique (voir les trois premières formes) la mort survient en général au milieu d'accidents asystoliques aigus ou progressifs, ou bien subitement, comme dans l'angine de poitrine. Chez les aortiques au contraire, le rein se prend très souvent (Huchard). « Certains aortiques avec insuffisance, dit M. Merklen, se comportent comme des rénaux, les troubles de l'élimination urinaire tenant la première place dans leur histoire morbide. »

Forme cardio-bulbaire (Maladie de Stokes-Adams). — Il s'agit là d'une affection assez rare, caractérisée anatomiquement par l'artério-sclérose du cœur et par celle du bulbe. Cliniquement, on observe un ralentissement considérable du pouls (jusqu'à cinq pulsations à la minute, vingt en moyenne) et des attaques syncopales, apoplectiformes sans paralysies consécutives, ou épileptiformes.

La lenteur du pouls peut être permanente ou paroxystique. Elle peut être réelle (cœur ralenti) ou apparente dans le cas de rythme couplé ou tricouplé du cœur, avec systoles avortées.

Les accès syncopaux et autres sont courts en général, mais se répètent assez souvent (jusqu'à cinquante accès). On observe parfois à leur place des lipothymies ou des accès de pâleur coïncidant avec le ralentissement paroxystique du pouls.

Fréquemment associée à la sclérose rénale ou à l'angine de poitrine, la maladie de Stokes-Adams comporte un pronostic très grave, et se termine le plus souvent par la mort subite au cours d'une attaque.

Formes cardio-pulmonaire et cardio-hépatique. — Les complications *pulmonaires* ne sont pas rares chez les artério-scléreux. Leur appareil respiratoire

est souvent le siège de congestions pulmonaires actives,
de bronchites à répétition, d'hémo-bronchites (Woillez ;
on y observe la dilatation des bronches, la gangrène des
extrémités bronchiques, des épanchements pleuraux à
droite, des pleurésies hémorrhagiques.

L'emphysème constitutionnel n'est lui-même qu'une
localisation de l'artério-sclérose sur le poumon. Il s'accompagne très fréquemment de sclérose et de dilatation
du cœur gauche et de tous les symptômes de la sclérose
artérielle.

Ces notions ont une grande importance thérapeutique,
car les accidents dyspnéiques et bronchitiques longtemps rebelles au traitement symptomatique peuvent en
grande partie s'amender à la suite du traitement artériel.

La sclérose des artères *hépatiques* a été bien étudiée
par M. Lancereaux. Elle détermine l'atrophie scléreuse
de l'organe avec dégénérescence des cellules, d'où
insuffisance fonctionnelle.

La symptomatologie est obscure; mais on est en droit
de penser à la sclérose hépatique, quand chez un cardio-
scléreux il se produit une dénutrition rapide (suppression de la fonction glycogénique) et des accidents toxiques intenses que n'explique pas suffisamment l'état du
rein.

Dès lors il faut surveiller avec la plus grande sévérité
le régime et les fonctions d'élimination.

M. Huchard insiste de moins en moins sur les deux
formes précédentes, qu'il considère comme mal définies.
Il s'agit le plus souvent de l'association de la cardio-
sclérose avec une affection chronique quelconque du
poumon ou du foie.

Forme cardio-rénale. — Parmi les très nombreux
symptômes du brightisme, on peut distinguer :

1° Des symptômes urémiques (vomissements, catarrhe gastrique, céphalée, etc.);

2° Des symptômes artériels (vertiges, doigt mort, cryesthésie, crampes, épistaxis, etc.).

Les petits signes du brightisme se composent presque entièrement de symptômes artériels ; ils ne relèvent pas d'une maladie localisée uniquement au rein, mais d'une maladie générale du système artériel, l'artériosclérose, susceptible de se localiser ou non au rein, dans le cours de son évolution.

La *maladie de Bright* est une affection rénale, à évolution anatomique encore très discutée, mais à symptômes cliniques bien connus. Ce qui domine, ce sont des symptômes de petite et de grande urémie (dyspnée, troubles gastriques, troubles nerveux), l'albuminurie, l'anasarque. A la maladie de Bright appartient l'hypertrophie cardiaque (cœur rénal), accompagnée de bruit de galop.

La *sclérose cardio-rénale* survient chez les artérioscléreux, qui depuis longtemps quelquefois, présentent des symptômes d'hypertension (petit brightisme), ou sont déjà manifestement aortiques, cardio-arythmiques, cardio-myo-valvulaires, etc. Il s'agit là d'une maladie générale d'emblée, qui finit par se localiser sur les viscères, et d'abord et presque toujours sur le cœur, puis sur le rein qui est rarement épargné.

Dès le début de l'affection, dès que s'installe l'hypertension artérielle, le cœur et le rein sont en état de surmenage, de méiopragie. L'insuffisance fonctionnelle du rein est précoce : elle se traduit par des symptômes toxiques dont le principal est la dyspnée. Cette dyspnée n'est pas de la dyspnée urémique, comme M. Huchard l'a démontré. Elle l'est si peu, que la plupart du temps, elle est prise pour de l'asthme essentiel ou pour de la dyspnée emphysémateuse.

A la seconde période période des lésions artérielles

viscérales). le malade devient un aortique, un cardio-
arythmique, etc., suivant la localisation prédominante.
Il peut devenir d'emblée un cardio-rénal, en ce sens
que le rein surmené depuis longtemps déjà, se sclérose
rapidement, en même temps et quelquefois plus tôt que
le myocarde ou l'aorte.

On se trouve alors en présence des symptômes suivants qui caractérisent la sclérose cardio-rénale : 1° Signes d'hypertension et de sclérose artérielle, signes
méiopragiques, signes toxiques. 2° Polyurie et pollakiurie, un peu d'albumine. 3° Tachycardie. Galop. Retentissement diastolique. Cœur modérément augmenté de
volume. 4° En général œdème mou prétibial, ne dépassant pas les genoux.

Très souvent, l'aortique ou le cardio-scléreux, présentent uniquement, pendant un temps plus ou moins
long, les signes de leur lésion (souffles aortiques,
arythmie ou tachycardie), et comme symptômes fonctionnels, une dyspnée d'effort et des paroxysmes dyspnéiques nocturnes, liés à l'insuffisance simple du rein.
Pendant longtemps, on n'observe ni albuminurie, ni
bruit de galop, ni œdèmes. Puis ces symptômes apparaissent peu à peu, traduisant l'envahissement du rein
par le processus scléreux. L'aortique d'hier, est devenu
aujourd'hui un rénal.

C'est là le cas le plus fréquent ; et Peter l'avait signalé.
Dès lors le pronostic s'aggrave. Le traitement, jusque-
là si efficace contre l'insuffisance rénale fonctionnelle,
n'a plus la même action sur l'imperméabilité organique.
La maladie était au cœur, le danger est au rein, et c'est
par le rein que meurent ces malades.

Ainsi, dans les cardiopathies artérielles. quelle que
soit leur période ou leur forme clinique, l'état du rein
joue un rôle prépondérant. Au début. son altération
fonctionnelle donne naissance aux symptômes les plus
pénibles (dyspnée) et contribue. par l'hypertension que

provoque la rétention des produits toxiques, à accélérer la marche de la maladie. Plus tard, les altérations organiques du rein sont la source des plus grands dangers que le cardio-artériel ait à redouter.

Il n'est donc pas surprenant, comme nous le verrons plus loin, qu'un traitement exclusivement destiné à sauvegarder l'intégrité du rein, tout en assurant son fonctionnement, suffise à faire disparaitre la plupart des symptômes, et à reculer souvent très loin l'échéance fatale.

Conclusion. — Pratiquement voici les types de cardiopathies artérielles les plus communs :

La cardio-sclérose arythmique ou tachycardique avec ou sans complication valvulaire ;

L'aortite et l'insuffisance aortique artérielle ;

L'angine de poitrine coronarienne.

La sclérose cardio-rénale.

Mais, on conçoit aisément que l'ensemble symptomatique de la première période (artérielle) soit le type clinique le plus fréquemment rencontré, puisqu'il est le point de départ de tous les autres.

Enfin, à la période viscérale, on trouve très souvent associées plusieurs formes. L'association de la sclérose cardio-rénale avec une des autres formes est la plus ordinaire. Quelquefois on les trouve presque toutes réunies chez le même individu, ce qui justifie une fois de plus la conception de l'unité morbide et de l'unité thérapeutique.

DEUXIÈME PARTIE

Thérapeutique.

CHAPITRE PREMIER
TRAITEMENTS PROPOSÉS

Nous avons vu que la notion pathologique de l'arté-rio-sclérose date au plus d'une trentaine d'années. Malgré cela, c'est à peine si l'on commence à rendre à cette affection si importante tout ce qui lui appartient. Son traitement et celui de ses nombreuses formes est encore mal connu. Il continue à régner sur ce point une fâcheuse incertitude qui tient, selon nous, à ce qu'on n'établit pas, dans les descriptions classiques, une séparation nette entre les cardiopathies valvulaires et les cardiopathies artérielles.

Peter avait bien vu la différence qui existe entre les affections aortiques et les lésions mitrales, mais il ignorait, comme beaucoup d'autres après lui, les symptômes toxiques, si fréquents dans les affections artérielles. Aussi se contentait-il d'un traitement symptomatique, consistant en bromure et antispasmodiques contre la dyspnée cardiaque; il recommandait, à la phase congestive et hydropique des affections cardio-aortiques, la diète sèche, la viande saignante, les œufs, le vin de Bordeaux.

Pour combattre l'hypertrophie du cœur, Parrot préconisait un régime reconstituant (jaunes d'œufs, consommés, viande crue) sous un petit volume, afin d'éviter la distension stomacale. Il connaissait cependant tous les avantages du régime lacté dans les affections cardiaques.

Au point de vue thérapeutique, Dujardin-Beaumetz séparait nettement les affections mitrales des affections aortiques. Il savait que dans certains cas d'aortite compliquée d'altérations rénales, la digitale peut produire des effets désastreux. Mais il se contentait de prescrire aux aortiques la morphine (contre la dyspnée), les bromures, la cicutine, le nitrite d'amyle, les iodures.

Pour Germain Sée, le lait était avant tout un médicament antihydropique, et selon lui, les iodures étaient le meilleur remède contre la dyspnée des artério-scléreux.

Potain prescrivait la digitale dans l'athérome artériel et la sclérose brightique lorsque surviennent l'irrégularité, la précipitation des battements du cœur et l'œdème des membres inférieurs. Pour lui, ce dernier symptôme joint à l'arythmie étaient les indications positives de la digitale. Mais il reconnaissait que, dans ce cas, le succès qu'on peut se promettre de ce médicament est toujours des plus médiocres.

Enfin, dans ces dernières années, les règles que M. Huchard avait depuis longtemps déjà établies pour le traitement des cardiopathies artérielles, ont été presque partout adoptées. Nous les résumons un peu plus loin.

M. Merklen (*Traité de médecine et de thérapeutique*) recommande de veiller principalement à la sécrétion urinaire et prescrit le régime lacté absolu et la théobromine contre la dyspnée des cardio-scléreux. L'interdiction des aliments riches en toxines, le repos, les massages, les diurétiques, et l'iodure à faibles doses constituent la base du traitement.

Dans le même ouvrage, MM. Boinet, Roger et Gouget préconisent des règles thérapeutiques analogues pour le traitement de l'aortite chronique et de l'artériosclérose.

M. Barié déconseille l'emploi de la digitale dans les hypertrophies cardiaques provoquées par l'artério-sclérose et l'athérome. Il recommande, après M. Huchard, d'éviter les aliments riches en toxines, à cause de l'imperméabilité rénale qui accompagne ces affections et qui détermine une dyspnée toxique.

Tous les moyens thérapeutiques précédents visent à arrêter dans la mesure du possible l'évolution scléro-artérielle, et à combattre tous les accidents qui en résultent ; ils sont surtout préventifs et palliatifs.

Parmi les traitements spécifiques qui ont été proposés, sans succès d'ailleurs, nous mentionnerons uniquement, en raison de son actualité, un nouveau remède, le *sérum de Trunecek*. C'est une solution saline concentrée contenant pour 100 cc. d'eau 4 gr. 92 de NaCl, 0 gr. 44 de sulfate de soude, 0 gr. 40 de sulfate de potasse, 0,21 de carbonate de soude et 0,15 de phosphate de soude.

Cette solution serait « un mélange de tous les sels alcalins qui constituent normalement la partie inorganique du sérum sanguin, et dans leurs proportions respectives ». Trunecek injecte tous les quatre jours, d'abord un centimètre cube, puis deux, etc.. jusqu'à 5 cc. et ne dépasse plus cette dernière dose. Il se propose par ce moyen : 1° de rendre soluble le phosphate de chaux qui incruste la paroi des artères sclérosées ; 2° d'augmenter l'alcalinité du sang.

Léopold Lévi (*Presse méd.*, 15 et 18 janvier 1902) a montré la fausseté de la première proposition. *In vitro*, le sérum précipite les sels de chaux de leurs solutions.

Selon ce dernier auteur, le médicament agirait plutôt comme un dépresseur immédiat de la circulation, ce qui expliquerait de nombreuses améliorations immédiates de l'ouïe, dans des cas d'otite labyrinthique scléreuse. Le sérum serait surtout à employer dans la première période (hypertension artérielle) avant que les lésions soient constituées. Enfin son emploi n'exclurait pas celui de tous les moyens, hygiéniques et médicamenteux, actuellement en usage contre l'artério-sclérose.

Ces restrictions nous semblent juger la question. Réduit au rôle de dépresseur circulatoire, le sérum de Trunecek ne nous paraît pas devoir être préféré aux excellents hypotenseurs que nous possédons (nitrite d'amyle, trinitrine, iodures).

Nous l'avons d'ailleurs administré pendant plusieurs semaines à quelques-uns de nos cardio-scléreux, et n'avons observé, en bien ou en mal, aucun résultat immédiat ou consécutif. Nous n'avons pas obtenu l'abaissement de la pression artérielle.

Pour apprécier l'action d'un tel médicament sur l'athérome, il faudrait que l'on voie disparaître par son emploi un souffle d'aortite ou les indurations d'une radiale. Nous ne croyons pas que de tels faits aient été déjà signalés; et M. Huchard affirme que cette médication est une « simple illusion thérapeutique. »

Aussi bien, l'athérome n'est anatomiquement qu'une lésion nécrobiotique due à l'endartérite des vaso-vasorum (H. Martin). Il est secondaire à la sclérose artérielle. Si l'on espère dissoudre des incrustations calcaires, que peut-on contre le tissu scléreux? Sans doute, cliniquement, les athéromateux, rarement affectés de scléroses viscérales, se distinguent des artério-scléreux, chez qui ces localisations prédominent, à leur grand dommage. Ce sont les scléroses viscérales qu'il importerait de faire disparaître, et, jusqu'à présent la possibilité d'un tel résultat n'a pas encore été conçue.

A l'heure actuelle, grâce à un traitement bien conduit, on peut faire vivre longtemps les cardio-scléreux. Or, quand une guérison symptomatique mène un malade au terme normal de son existence, elle vaut une guérison anatomique. C'est ce que nous a répété maintes fois M. Huchard.

Il nous paraît utile de rappeler brièvement les moyens que notre maître emploie pour parvenir à ce résultat.

Traitement des cardiopathies artérielles

(Huchard)

On ne doit pas chercher « à augmenter la force du cœur quand sa contractilité est depuis longtemps perdue ou épuisée, mais s'adresser plutôt aux causes de sa faiblesse ».

« A maladie artérielle, il faut opposer une médication artérielle. »

Tels sont les deux grands principes qui dirigent tout le traitement.

« Combattre l'hypertension artérielle surtout par l'hygiène et le régime alimentaire ; éviter le surmenage dans une maladie où tous les organes sont en état de méiopragie ; activer le fonctionnement des émonctoires dont l'insuffisance est une cause incessante d'intoxication pour l'organisme ; enfin soutenir le cœur central dans la lutte contre les obstacles périphériques, le fortifier dans sa défaillance et dans son affaiblissement progressif ; tel est le problème thérapeutique à résoudre. »

I. **Traitement de la première période (artérielle**. — Ce traitement est essentiellement préventif ; de là son importance capitale. Grâce à lui, on peut arrêter pour toujours l'évolution des lésions anatomiques, « car on ne saurait trop proclamer la curabilité des cardiopathies artérielles traitées dès le début ».

a) Le souci d'une thérapeutique pathogénique indi-

que tout d'abord de *combattre l'hypertension artérielle
dans ses causes*. Nous avons vu que ces causes sont
avant tout d'ordre toxique.

On évitera l'intoxication alimentaire en réduisant l'alimentation au strict nécessaire et on en écartera tous les
mets riches en toxines (viandes mal cuites, faisandées,
fromages faits, poissons de mer, etc.).

Pour réduire les intoxications endogènes il faudra
proscrire les surmenages de toute sorte, et ramener la
nutrition troublée à son état normal par un exercice
modéré, par le massage, les bains, les frictions sèches.

Il est évident que tous les médicaments vaso-constricteurs, ergotine, atropine, belladone, caféine, devront
être évités dans la mesure du possible. Il en sera de
même pour les eaux sulfureuses, les bains d'air comprimé, le séjour aux hautes altitudes et l'usage du tabac,
toutes causes, capables, par vaso-constriction, d'élever
la tension artérielle.

b) Puis il faudra combattre celle-ci *dans ses conséquences*.

A cet égard les *médicaments artériels* vaso-dilatateurs agissent indirectement sur le cœur en facilitant
son travail par la diminution des résistances périphériques. Les iodures ne devront être employés que plus
tard. Mais, à la première période, on aura grand avantage à employer la *trinitrine* (X gouttes en moyenne), le
tétranitrate d'érythrol ou tétranitrol (de 1/2 à 3 centigrammes) et le *nitrite d'amyle* en inhalations. Ces
médicaments, et surtout le dernier, sont précieux dans
le traitement de la sténocardie.

Le *massage abdominal* abaisse la tension artérielle,
active la circulation et augmente la quantité et la qualité de la diurèse. Le *massage général* et la gymnastique suédoise sont hypotenseurs et débarrassent les
muscles de leurs déchets.

Dans une maladie provoquée par des intoxications,

et où d'autre part l'insuffisance rénale est précoce, il faut insister sur la *médication diurétique*. Déjà par un régime bien surveillé, on réduit considérablement la quantité de matières toxiques contenues dans l'organisme. Mais c'est souvent insuffisant, et quand survient la dyspnée toxi-alimentaire, si fréquente au cours des cardiopathies artérielles, le régime lacté absolu s'impose.

Le *lait* n'introduit aucun poison nouveau dans l'économie, et, par son pouvoir diurétique remarquable, il aide à l'élimination des poisons accumulés avant son emploi.

« La *théobromine* est un des plus puissants et des plus fidèles diurétiques que nous connaissions. » A la dose de 1 gramme en quatre fois, elle favorise la diurèse ; à la dose de 2 à 3 grammes par cachets de 0,50, elle produit un grand effet diurétique.

Certaines *eaux minérales*, Vittel, Evian, Contrexeville, Martigny, sont à recommander dans le même but.

Enfin les *purgatifs salins* et le *calomel* combattront pour leur part l'intoxication en aseptisant l'intestin.

II. Traitement de la deuxième période (cardio-artérielle).

— Dès la fin de la première période, c'est-à-dire au moment où se constituent les lésions scléreuses des artères, il faut instituer la médication iodurée.

Les *iodures* et surtout l'iodure de sodium, le moins toxique, doivent être administrés longtemps, avec persévérance, et à petites doses. Ils agissent comme dépresseurs de la tension, et comme modificateurs du processus scléreux. C'est à leur usage, commencé de bonne heure et longtemps continué, que l'on doit quelques guérisons indubitables de cardiopathies artérielles, surtout dans leur forme sténocardique.

On prescrira 0.20 à 0.30 centigr. d'iodure de sodium pendant dix à vingt jours de chaque mois, et les dix à vingt jours restants on donnera dix gouttes environ chaque jour, de solution alcoolique de *trinitrine* au centième.

L'emploi des iodures n'est pas sans dangers.

A peu près inutiles en présence de scléroses cardiaques et viscérales constituées, ils déterminent assez souvent des troubles digestifs à retentissement cardiaque.

D'ailleurs à la deuxième période, comme à la première, et peut-être encore plus qu'à la première, il faut avant tout lutter contre les symptômes toxiques.

C'est pourquoi « le *régime alimentaire*, aidé de l'emploi de *diurétiques* puissants et surtout de la théobromine, suffit pour combattre la plupart des accidents. »

III. Traitement de la troisième période (mitro-artérielle). — Aussi longtemps que l'hypertension artérielle constitue le principal danger, l'emploi de la digitale est ordinairement contre-indiqué. Il peut, comme on l'a vu plusieurs fois, provoquer la mort subite chez des angineux, et dans d'autres cas des hémorrhagies ou des embolies cérébrales.

Mais à la dernière période, et même avant, dès que la tension artérielle, jusqu'ici élevée d'une façon permanente, tend à subir des oscillations brusques et transitoires, la *digitale* sera d'un grand secours.

Quand « la cardiopathie artérielle entre dans la mitralité », quand le cardio-artériel devient un vrai cardiaque, le médicament cardiaque par excellence peut produire d'excellents effets, malgré la dégénérescence avancée du myocarde. D'ailleurs, comme dans l'asystolie classique, il faudra aider l'action de la digitale en pratiquant des mouchetures sur les membres œdématiés, et en évacuant les hydropisies enkystées.

Enfin, « il ne faut jamais oublier que l'asystolie des cardio-artériels est presque constamment associée à

des accidents toxiques, et que par conséquent le régime lacté et les *diurétiques* « sont encore et toujours
indiqués.

Toutes les formes cliniques des cardiopathies artérielles relèvent du traitement qui vient d'être exposé.
Quelques-unes, cependant, comportent des indications
spéciales.

Dans la *forme douloureuse* (sténocardie), on insistera
sur les médicaments vaso-dilatateurs (nitrite d'amyle,
trinitrine, tétranitrol); on recommandera d'éviter la
marche après le repas, ou contre le vent.

Contre l'*aortite subaiguë ou chronique*, une révulsion
locale modérée pourra être utile, et, dans certains cas,
la morphine atténuera heureusement la douleur, la dyspnée, et les dangers d'anémie cérébrale.

Dans la variété *cardio-rénale* liée, ainsi qu'il arrive
souvent, à la diathèse goutteuse ou uricémique, la lithine
(0,25 à 1 gramme), la pipérazine et le lycétol (1 à 2
grammes) administrés pendant plusieurs mois, produi-
ront d'heureux effets en dissolvant l'acide urique. Les
eaux minérales de Contrexeville, Vittel, Evian, favorise-
ront son élimination.

Enfin, pour combattre les accidents urémiques de la
cachexie artérielle, on aura recours aux « trois lavages » : lavage de l'estomac, entéroclyse, et injections
de sérum artificiel.

CHAPITRE II

LE TRAITEMENT RÉNAL

« Dans les cardiopathies artérielles la maladie est au système cardio-artériel, le danger, au rein. » (Huchard.)

Le rein des artério-scléreux doit être surveillé sans cesse, car lorsqu'il succombe, la fin du malade est proche. Ménager cet organe, faciliter son fonctionnement, tel est le secret du succès.

Nous avons vu précédemment que, d'après M. Huchard, « le régime alimentaire aidé de l'emploi des diurétiques, suffit pour combattre la plupart des accidents. » A vrai dire ces deux moyens thérapeutiques constituent la base du traitement, et en pratique, tout le traitement des cardio-artériels.

A tous ces malades, en ville comme à l'hôpital, notre maître prescrit couramment le régime lacté pur ou mitigé et la théobromine, souvent sans ajouter d'autre médication, et presque toujours survient une amélioration considérable.

C'est pourquoi M. Huchard nous a engagé à étudier ce *traitement rénal*, toujours indispensable et en général suffisant dans les cardiopathies artérielles.

Le traitement rénal consiste :

a) A diminuer autant que possible la masse des poisons de l'organisme, pour éviter au rein, précocement insuffisant, un surcroît de travail et une irritation préjudiciables à son intégrité. On sait depuis longtemps que le passage, à travers le rein, de substances toxiques trop abondantes détermine une irritation passagère (albuminurie des pyrexies) ou des altérations définitives (néphrites des diabétiques, des goutteux, des saturnins). M. Gaucher (1885) a décrit ces « néphrites par intoxication ». Il est donc très important de ménager l'épithélium d'un organe que l'artério-sclérose capillaire menace déjà suffisamment.

D'ailleurs, la diminution des poisons préviendra les symptômes toxiques dont le principal, la dyspnée, domine toute l'histoire des cardiopathies artérielles. Dans l'immense majorité des cas la dyspnée toxi-alimentaire cède au régime lacté. En quelques jours on peut faire respirer librement un malade qui depuis longtemps était considéré et traité en vain comme un asthmatique ou un emphysémateux. C'est là un résultat thérapeutique appréciable, et les malades n'en demandent pas d'autres, car ils se soucient bien plus de respirer librement que de n'avoir pas de l'arythmie ou un souffle à l'aorte.

En outre, dans une maladie provoquée et entretenue par des intoxications, il importe de diminuer ces dernières, car suivant la période, on peut espérer, par ce moyen, empêcher les lésions anatomiques ou tout au moins arrêter leur évolution.

b) En second lieu, comme il reste, malgré tout, une certaine quantité de poisons dans l'organisme, le traitement rénal devra veiller à assurer leur élimination. Il y parviendra en facilitant et en augmentant la diurèse. Dans les cardiopathies artérielles, l'insuffisance rénale est un symptôme précoce et constant contre lequel il convient de lutter. Avec une quantité normale d'urine, le rein n'élimine plus qu'une faible quantité de toxines. En augmentant le taux des urines on ramènera les toxines éliminées à leur taux normal.

En résumé, le traitement rénal consiste :

1° *A diminuer la toxicité de l'organisme* ;

2° *A favoriser la diurèse.*

Avant d'exposer par quels moyens on arrive à ce but, il nous paraît légitime d'étudier sommairement :

Les poisons de l'organisme ;

L'insuffisance rénale dans les cardiopathies artérielles.

Les poisons de l'organisme. — L'homme, a dit M. le professeur Bouchard, travaille incessamment à sa propre destruction ; il fait de continuelles tentatives de suicide par intoxication. Un homme sain rend en vingt-quatre heures par les urines la moitié environ de la quantité de poison nécessaire pour le tuer. En un mot, son coefficient urotoxique est de 0,464. Mais si l'on considère la quantité de produits toxiques éliminés par la peau, par le poumon, par l'intestin et la quantité considérable que le foie neutralise, il ne semble pas exagéré de penser qu'en un jour l'homme produit ou reçoit beaucoup plus de poisons qu'il n'en faudrait pour le tuer, si les puissants émonctoires dont il est pourvu cessaient tous ensemble de fonctionner. Parmi ces émonctoires ou appareils de défense, les deux plus importants sont le foie et le rein ; la physiologie pathologique a montré depuis longtemps que les animaux ne survivent pas à l'ablation de ces organes ; la clinique d'autre part nous fait assister journellement aux intoxications rapidement mortelles de l'ictère grave et de l'urémie.

Les poisons de l'organisme sont endogènes et exogènes.

Les premiers sont le résultat normal des échanges nutritifs, des combustions, de la désassimilation. Ces déchets, nuisibles au sein des tissus, le courant sanguin les emporte vers le foie qui les neutralise et vers le rein qui les élimine. Dans certaines maladies arthritisme, goutte, artério-sclérose, où la nutrition se fait mal. l'oxydation incomplète des déchets, ou leur abondance trop grande produit des troubles divers qui sont des modalités d'intoxication.

Les poisons exogènes comprennent des poisons accidentels (alcool, tabac, plomb, toxines microbiennes, etc.) à l'influence desquels on peut jusqu'à un certain point se soustraire, et des poisons permanents introduits par l'alimentation ou produits par les fermentations digestives.

Il est très difficile de se soustraire absolument à l'influence de ces derniers, mais ce n'est pas impossible, et il est aujourd'hui démontré que le régime lacté réalise entièrement ce desideratum (Charrin et Roger).

L'existence des poisons alimentaires est un fait universellement admis. Tous les hygiénistes modernes ont insisté sur les dangers, même pour l'homme sain, des aliments altérés ou faisandés. Les toxines qu'ils contiennent sont des alcaloïdes (ptomaïnes, leucéines, tyrosines, etc.) très dangereux, comme le témoignent les cas mortels de botulisme dus à l'ingestion de conserves, de charcuterie ou de viandes avariées.

Les viandes non avariées mais mal cuites sont toxiques également, car la cuisson insuffisante ne détruit pas les microorganismes développés dans la chair de l'animal depuis sa mort. Enfin l'alimentation carnée élève la toxicité urinaire plus que toute autre alimentation.

Il existe, au point de vue toxi-alimentaire, des prédispositions idiosyncrasiques : les poissons, les coquillages, certains fruits déterminent à coup sûr des poussées d'urticaire chez quelques individus. Comme nous l'avons vu, les artério-scléreux supportent souvent très mal l'alimentation carnée qui provoque chez eux une dyspnée toxique. Or on a remarqué dans les empoisonnements alimentaires aigus, la fréquence d'accidents dyspnéiques, dus sans doute à l'action de la névrine.

poison dyspnéisant, isolé des nombreuses ptomaïnes de la viande altérée.

Un autre mode d'intoxication alimentaire est réalisé indirectement par les fermentations de l'intestin. « Tout concourt, dit M. Charrin, à faciliter l'apparition dans ce conduit, de matières qui se révèlent pour une bonne catégorie, à titre de produits nuisibles. » Ces produits passent en partie dans la circulation, et M. Pouchet a démontré l'identité presque absolue qui existe entre les ptomaïnes de l'urine et celles des matières fécales.

Les fermentations intestinales seront d'autant moins nombreuses que les aliments seront moins septiques. La flore intestinale, très abondante avec le régime carné, l'est beaucoup moins avec le régime végétarien ; le régime lacté la porte à son minimum Charrin et Roger, Gilbert et Dominici).

Insuffisance rénale dans l'artério-sclérose. —
Tous ces poisons exogènes ou endogènes doivent être, sous peine de mort, neutralisés ou éliminés.

A cet égard, le foie est une des principales sauvegardes de l'organisme. On connaît depuis longtemps le rôle antitoxique de cet organe. Tout ce qui, de l'intestin passe dans le système porte, doit traverser le foie. Tous les poisons ingérés, et en particulier tous les poisons alimentaires perdent une notable partie de leur activité dans la traversée hépatique.

Chez les artério-scléreux, le foie peut être insuffisant, non seulement quand il est sclérosé (forme cardio-hépatique) mais probablement aussi d'une façon toute fonctionnelle, à la période d'hypertension ; il n'est pas illogique en effet de supposer que le spasme des artérioles hépatiques diminue la vitalité et l'activité des cellules du foie. Tournier a soumis des cardio-artériels à l'épreuve du sucre, d'après la méthode de M. Lépine, et a constaté chez ces malades l'existence de la glycosurie alimentaire.

Quand le foie est insuffisant, la toxicité urinaire augmente (Surmont). Nous verrons un peu plus loin qu'elle est abaissée chez l'artério-scléreux. Par conséquent, si chez ce malade on constate en même temps de l'insuffisance hépatique et une hypotoxicité urinaire même faible, on est en droit de penser à une insuffisance rénale assez prononcée.

Le rôle uropoiétique du foie est, jusqu'à un certain point, un rôle antitoxique. Grâce à lui, les déchets de désassimilation (poisons endogènes) sont complètement oxydés, et transformés en urée, produit d'oxydation parfaite, inoffensif pour l'organisme comme pour le rein. L'insuffisance hépatique a donc pour autre résultat de permettre la formation de corps, incomplètement oxydés et toxiques, comme l'acide urique, la leucine, la tyrosine, etc.

Une grande partie des poisons organiques est éliminée par les poumons, par les glandes diverses, par la peau. On connaît les accidents mortels d'empoisonnement qui surviennent chez les animaux recouverts d'un vernis, et dans les varioles confluentes, quand l'abondance des croûtes et des pustules supprime les fonctions cutanées. Enfin les matières fécales ne sont qu'une masse considérable de produits toxiques, comme en témoignent les phénomènes de stercorémie consécutifs à l'occlusion ou à l'obstruction intestinales.

Par comparaison, la dépuration urinaire peut sembler avoir une importance moindre. A l'état normal, l'urine des 24 heures ne contient en effet que 60 grammes environ de déchets parmi lesquels l'urée, matière inoffensive, figure pour plus de moitié, et les sels minéraux pour plus du tiers. Les poisons urinaires seraient donc tous contenus dans ce gramme de produits xantho-uriques dont l'acide urique représente déjà plus de la moitié (0,50 à

0.75 cg.). L'urine serait une solution toxique de quelques centigrammes de poison dans 1 litre 1 2 d'eau, et capable pourtant, malgré sa dilution, de tuer presque 30 kilogs de matière vivante.

Il est d'ailleurs possible, que l'association, dans l'urine, de substances peu nuisibles isolément, puisse provoquer une action toxique, conformément à ce qu'a démontré M. le professeur Pouchet au sujet des albuminoïdes vénéneux.

Le fait que la dépuration urinaire ne se fasse qu'en solution aqueuse étendue (1 pour 25 d'eau environ) est très intéressant. Peut-être est-ce là une condition nécessaire de la sélection rénale. On peut supposer que la présence d'une grande quantité d'eau est indispensable pour faciliter au rein l'excrétion des matériaux xanthiques, dont le poids moléculaire est fort élevé. Les recherches relativement récentes de Koranyi, de Raoult, de Claude et Balthazard sur la cryoscopie, et celles de M. le professeur Bouchard sur la molécule urinaire élaborée moyenne, nous ont appris les rapports de la sécrétion urinaire avec la grosseur des molécules à éliminer. Les matières albuminoïdes mal élaborées ont un poids moléculaire considérable, tandis que l'urée, produit parfait de désassimilation, a un faible poids moléculaire et par suite un petit volume. Cette notion nous paraît éclaircir singulièrement la pathogénie des néphrites par intoxication : « On peut se demander si l'insuffisance rénale n'est pas secondaire à l'élimination par le rein des produits toxiques, résultat d'une nutrition imparfaite. « (Borst. *Thèse*, Paris, 1902.)

C'est ce qui doit arriver chez les artério-scléreux. Chez eux, les intoxications multiples, et surtout l'intoxication alimentaire doivent provoquer une insuffisance rénale précoce :

1° En fatiguant le rein par l'abondance des produits toxiques qu'il doit éliminer ;

2° En provoquant la méiopragie de cet organe, par spasme vasculaire.

Quand, sous l'influence du régime, l'intoxication et l'hypertension disparaissent, l'insuffisance rénale disparait aussi. De là les longues rémissions de la dyspnée toxi-alimentaire chez les cardio-scléreux (Bohn).

La diminution de la perméabilité rénale chez les artério-scléreux a été démontrée expérimentalement à l'aide des différents procédés en usage, qui tous, ont donné des résultats concordants.

La recherche de la *toxicité urinaire* a donné à Tournier les résultats suivants. Au lieu de 0,464, chiffre normal, le coefficient urotoxique s'abaisse à 0,250 ou 0,300 en moyenne dans les cardiopathies artérielles. La toxicité urinaire monte à 60 cc. au lieu de 10 cc., et le nombre d'urotoxies émises en 24 heures n'est à peu près que de 19 au lieu de 30. L'artério-scléreux rend donc en 24 heures beaucoup moins de toxines urinaires que n'en rend l'homme sain.

Le taux des *matériaux solides* est presque toujours diminué et avec lui, le taux de l'urée. Cette diminution coïncide en général avec celle de la toxicité. La densité urinaire est faible, et le point cryoscopique est élevé.

Quant à l'épreuve du *bleu de méthylène* (méthode d'Achard et Castaigne), malgré ses imperfections, que M. Lépine a bien mises en lumière, elle donne dans les cas qui nous occupent des résultats assez en rapport avec les résultats précédents. L'élimination du bleu est faible, prolongée et policyclique.

C'est ce que, pour notre part, nous avons trouvé chez trois cardio-artériels dont nous rapportons plus loin les observations. Chez l'un d'eux, aortique (obs. 18), l'élimination a duré cinq jours. Le malade a peu bénéficié du traitement et, chez lui, la théobromine a peu agi. Les deux autres malades, cardio-arythmiques (obs. 11, 12), ont présenté une élimination un peu prolongée (2 à 3 jours) et irrégulière, mais sont sortis très améliorés.

Nous devons ajouter, qu'avant l'épreuve du bleu, l'examen clinique nous avait déjà appris que le rein du premier malade devait être beaucoup plus altéré que celui des deux autres.

Toutefois, en employant ensemble la recherche de la toxicité urinaire et du sérum sanguin, l'examen des solides et l'épreuve du bleu, on arrive en général à des résultats concordants et l'on peut tirer de cette concordance une conclusion assez rigoureuse (Léon Bernard).

Le rein du cardio-artériel laisse donc passer moins de matériaux solides et surtout moins de toxines que le rein d'un homme sain. En revanche, il laisse passer plus de liquide, car la polyurie est assez fréquente dès la première période. Cette polyurie est-elle le fait de l'hypertension artérielle (Huchard), ou, à une période plus avancée, vient-elle de l'hypertrophie compensatrice des parties non envahies par la sclérose (Albarran, Chauffard)? Tient-elle, d'après Richet et Moutard-Martin, à la concentration du sang, due à l'imperméabilité du rein, et qui exciterait son épithélium, à la façon de la glycémie diabétique? Ou bien encore le rein fatigué ne pourrait-il plus éliminer les grosses molécules toxiques qu'en solution très diluée?

Il semble, dès à présent, que la polyurie puisse rétablir à un taux sensiblement normal l'élimination des substances solides (Léon Bernard).

Il doit en être de même des substances toxiques, et c'est pourquoi nous cherchons tant à augmenter la diurèse dans les cardiopathies artérielles. Si, en effet, un homme atteint d'insuffisance rénale émet un litre et demi d'urines, quantité normale, en vingt-quatre heures, cette quantité d'urines ne contiendra pas autant de toxines que la même quantité rendue par un homme sain. Mais si, grâce au traitement, on double ou triple sa diurèse, on doublera ou triplera sans doute le taux des toxines éliminées, et on arrivera à une élimination normale de toxines. Par exemple :

Un rein normal rend 1500 grammes d'urines dont la toxicité est de 50 cc. et qui contiennent par conséquent 30 urotoxies.

Si un rein insuffisant rend 3000 grammes d'urines avec une toxicité de 100 cc., ces urines contiendront également 30 urotoxies.

Ceci n'est qu'une hypothèse que nous n'avons pas cherché à démontrer expérimentalement. L'expérience nous eût peut-être donné un démenti. Malgré cela nous aurions continué et nous continuons à agir comme si l'hypothèse était vraie. De nombreux faits cliniques en effet nous ont montré la disparition des phénomènes toxiques liée à l'augmentation de la diurèse, et cela, dans quelques cas, sans l'appui du régime lacté, ou encore lorsque le régime lacté seul se montrait insuffisant (obs. 27.)

CHAPITRE III

LE TRAITEMENT RÉNAL (*suite*).

Moyens thérapeutiques.

Conformément à notre plan, nous étudierons d'abord de quelle façon il est possible de restreindre les poisons de l'organisme, puis nous passerons en revue les diurétiques capables de favoriser leur élimination.

I

MOYENS DESTINÉS A ATTÉNUER LES INTOXICATIONS

A) *Alimentation.*

1. Régime lacté. — Le lait est prescrit depuis fort longtemps, dans les maladies de cœur, mais sans méthode et surtout en vue de son effet diurétique. Il y a plusieurs siècles que l'on connaît son action bienfaisante dans les hydropisies. Mais, en réalité, il n'est considéré comme agent thérapeutique que depuis les travaux de Pécholier (1896). Plus tard M. Debove (1878) et Potain (1880), ont précisé ses indications. Enfin les nombreux travaux de M. Huchard ont appris les merveilleux résultats que donne l'emploi du lait dans le traitement des cardiopathies artérielles.

Le lait est un aliment complet, car il renferme tous les

éléments qui font partie de nos tissus, sels, hydrocarbures, albuminoïdes. Rappelons, par degré de richesse en albuminoïdes, la composition des différents laits en usage.

	Caséine et albumine	Graisse	Sucre de lait	Sels	Eau
Chèvre......	3,69	4,09	4,15	0,86	86,91
Vache	3,41	3,66	4,82	0,70	87,11
Femme.....	2,48	3,90	6,01	0,49	87,09
Jument	2,05	1,17	5,70	0,37	90,71
Anesse	2,01	1,39	6,25	0,21	90,91

Si nous ne tenons pas compte du lait de femme, dont la composition tient le juste milieu parmi les compositions énumérées, nous voyons que les deux premières sortes de lait (chèvre et vache) sont plus riches en albumine, en graisses, en sels et plus pauvres en sucre que les deux dernières (jument et ânesse).

En pratique, le lait de vache est à peu près le seul employé. Remarquons que pour une partie d'albuminoïdes, il contient une partie de graisses et une et demie de sucre, soit deux parties et demie de principes ternaires. Or, dans la ration d'entretien d'un adulte doivent entrer pour 1 d'albuminoïdes, 2·3 de graisses, et 3 d'hydrocarbures.

	Albuminoïdes	Graisses	Sucre ou hydrocarbures	Total des princ. ternaires
Lait de vache....	1	1.07	1.42	2.49
Ration d'entretien	1	0.65	3.10	3.75

La ration d'entretien comprend environ 130 grammes d'albuminoïdes, 84 grammes de graisse et 404 d'hydrocarbures.

Ces 130 grammes d'albuminoïdes sont contenus dans 3 litres 800 à peu près de lait de vache, qui contiennent à leur tour 110 grammes de graisse et 185 grammes seulement de sucre.

	Albuminoïdes	Graisse	Sucre ou hydrocarbures	Total des pr. ternaires
Lait de vache (3 litr. 800)	130gr.	110gr.	185gr.	325gr.
Ration d'entretien....	130gr.	81gr.	401gr.	488gr.

Ainsi, pour donner, avec le lait de vache, une quantité suffisante d'aliments thermogènes et dynamogènes, il faudrait porter la ration quotidienne à 5 litres 700 qui contiennent plus de 200 grammes d'albuminoïdes.

C'est avec l'emploi du lait d'ânesse ou de jument que l'on se rapproche le plus des proportions de la ration d'entretien.

Le lait de vache est seul d'un usage courant. Qu'il nous suffise de constater avec M. Huchard que trois litres et demi de ce lait introduisent dans l'organisme adulte la quantité d'azote nécessaire et suffisant à la réparation des tissus, et assez d'éléments thermogènes et dynamogènes pour un malade condamné à un repos relatif.

C'est au sucre de lait, ou lactose, que le lait doit ses remarquables propriétés diurétiques dont nous parlerons dans la deuxième partie de ce chapitre.

Pris avec méthode, le lait est d'une digestion prompte et facile. « Elle ne réclame, dit M. Barié, qu'une faible quantité de suc gastrique et de pepsine; l'émulsion toute préparée, pour ainsi dire, n'a besoin que d'une minime quantité de bile; la caséine seule, qui demande un peu plus de travail digestif, forme la plus grande partie du résidu fécal. » Celui-ci est pâle ou faiblement teinté en jaune; les selles sont peu abondantes, d'où la constipation habituelle des individus soumis au régime lacté.

Mode d'action du lait dans les cardiopathies arté-

rielles.— Nous étudierons plus loin l'action diurétique du lait. Pour l'instant, rappelons que de tous les aliments, il est le moins toxique. Il ne contient en effet aucun alcaloïde toxique, et qu'une quantité minime de sels de potasse. Depuis les expériences de Charrin et Roger (1887), on sait que le régime lacté porte au minimum la toxicité urinaire. Peut-être y a-t-il là un mode d'action double : d'abord non-introduction de poisons dans l'organisme, et ensuite, excitation des fonctions antitoxiques du foie. Cependant, on conçoit que le lait puisse momentanément augmenter la toxicité urinaire (Marette. *Th.*, Paris, 1891) quand par exemple on le prescrit à un intoxiqué, chez lequel il provoque la diurèse et active la dépuration rénale.

Le lait, aliment aseptique par excellence, surtout lorsqu'il est bouilli ou stérilisé, porte les fermentations intestinales à leur minimum (Gilbert et Dominici). Il neutralise ainsi un des principaux foyers de l'intoxication organique, qu'il atténue d'autre part par son innocuité et par son action sur le foie.

Cliniquement d'ailleurs, et quel que soit son véritable mode d'action, le régime lacté agit, dans les cardiopathies artérielles, comme un médicament antitoxique. Son administration exclusive fait disparaître comme par enchantement, en quarante-huit heures parfois, des accidents dont l'origine toxique paraît certaine, car une alimentation riche en ptomaïnes (gibier, conserves, etc.) exaspère quelquefois ces accidents jusqu'à les rendre mortels. Dès 1887, M. Huchard, s'appuyant simplement sur l'observation clinique, a établi la pathogénie toxi-alimentaire de la dyspnée et de l'insomnie chez les artério-scléreux. Chaque jour, depuis lors, l'expérimentation et la chimie viennent lui donner raison. Les thèses de ses élèves, Tournier (1892), Picard, Gayral (1897), Bohn et Piatot (1898), ont apporté leur contingent de faits cliniques. A la fin de ce travail, nous apportons également un certain nombre d'observations qui toutes concluent dans le même sens.

L'usage du régime lacté dans l'artério-sclérose a eu ses détracteurs. Rumpf (1897) s'est proposé d'enrayer la calcification du système artériel en écartant tous les aliments riches en chaux c'est-à-dire d'abord et surtout le lait, les laitages, puis le fromage, les œufs, les radis, le riz, les épinards. Il propose un régime composé de viande, 250 gr., pain, 100 gr., poisson, 100 gr., pommes de terre ou fruits, 100 gr.

Comme Trunecek, de qui nous avons discuté plus haut la médication, Rumpf envisage seulement la calcification du système artériel. Or l'athérome n'est qu'une conséquence anatomique et qu'une forme clinique de la maladie artérielle, dont la forme scléro-viscérale, la plus dangereuse, ne comporte aucun processus calcifiant.

A supposer même que le régime de Rumpf puisse agir sur les incrustations calcaires, il aurait toujours le grand défaut de retirer au malade les bénéfices antitoxiques et diurétiques du lait, et de l'exposer à des accidents toxiques par l'emploi journalier de la viande et du poisson.

Mode d'administration du lait. — Un bon nombre des malades auxquels on est amené à prescrire le régime lacté, affirment à l'avance qu'ils ne pourront supporter ce régime. Presque toujours, à l'occasion d'une affection antérieure, ces malades ont pris du lait et n'ont pu le digérer, disent-ils, bien que leur estomac s'accommode fort bien, en général, d'aliments réputés indigestes. Nous connaissons un homme qui, soumis au régime lacté absolu, buvait toutes les trois heures d'un seul trait le contenu d'une tasse de 300 grammes. Quelques instants après, il éprouvait une sensation de pesanteur stomacale intolérable, accompagnée d'éructations pénibles, de sueurs froides, et d'un malaise qui persistaient jusqu'à la prise de lait suivante, et ainsi de suite.

La plupart des troubles gastriques attribués à l'emploi du lait viennent de ce qu'il est mal prescrit et mal pris.

Il est presque regrettable que le lait soit un liquide, car on est trop porté à le considérer comme une boisson et non comme un aliment.

Un des grands avantages de l'allaitement au sein vient de ce que l'enfant doit opérer des succions répétées. Le lait arrive lentement à l'estomac, par doses fractionnées, et le repas du nourrisson dure cinq à dix minutes. Les enfants nourris au verre vomissent souvent et digèrent mal.

Dès son arrivée dans l'estomac, le lait coagule rapidement sous l'influence de l'acidité gastrique. Une dose massive forme par suite un gros coagulum que le suc gastrique met longtemps à dissocier et à dissoudre, et qui parfois, non complétement attaqué, passe dans l'intestin à l'état de corps étranger, n'est pas absorbé et provoque de la diarrhée. Les doses fractionnées, au contraire, forment dans l'estomac un grand nombre de petits caillots dont la surface étendue favorise l'action des sucs digestifs.

Donc, suivant la remarque de Karel, il ne faut point dire au malade : « Prenez du lait tant que vous voudrez, comme vous voudrez et quand il vous plaira »; on doit au contraire régler son alimentation comme on règle celle d'un enfant au biberon. Deux heures devront séparer chaque prise de lait, qui sera de 300 à 350 gr. et devra être bue à petites gorgées, ou mieux encore, à la cuiller.

Dans le cas de régime lacté absolu on prescrira 320 grammes de lait environ toutes les deux heures, de 6 heures du matin à 10 heures du soir et, dans la nuit, à 1 heure et à 3 heures par exemple ; ce qui fera onze prises de 320 grammes chaque, soit 3.520 grammes en tout. M. Huchard insiste sur l'administration nocturne du lait. en raison de l'hypotoxicité moindre des urines pendant la nuit.

Le lait peut être pris froid ou chaud, cuit ou cru, bouilli ou stérilisé; l'essentiel, c'est de le prendre. Nous indiquerons plus loin de quelle façon on peut lutter contre les intolérances diverses que provoque parfois son usage.

Pour obtenir des rémissions rapides et durables de la dyspnée toxi-alimentaire. il importe d'administrer le lait suivant un rythme périodique, réglé d'après l'intensité des accidents (Huchard) : Pour commencer :

1° Quinze jours au moins de lait exclusif.

2° Puis. pendant trois mois. une semaine de lait exclusif alternant avec une semaine de régime mixte (2 litres de lait. œufs, purées de légumes).

3° Ensuite, et indéfiniment si l'amélioration persiste, cinq jours de lait absolu alternant avec dix jours de régime mixte.

Dans quelques cas, après la période de régime lacté intégral. on peut prescrire celui-ci un jour sur deux. et plus tard un jour sur trois.

C'est seulement lorsque les accidents toxiques sont peu intenses et tenaces que le malade peut suivre d'une façon continue un régime alimentaire plus large.

Mais. à la moindre rechute. le régime lacté exclusif pendant dix ou quinze jours, est de rigueur.

Intolérances à l'égard du régime lacté. Moyens d'y remédier. — En dépit d'une administration judicieuse, certains malades ne peuvent supporter le lait. Leur intolérance à cet égard peut être d'origine buccale. stomacale. ou intestinale.

a) *Intolérance buccale.* — Quelques personnes ont, pour le lait. un dégoût invincible. analogue à celui des concéreux pour la viande. La vue seule du lait provoque parfois chez elles des nausées. Pour y remédier, on peut sans inconvénient mettre dans chaque tasse une petite cuillerée à café de kirsch, rhum, anisette, curaçao, alcool de menthe, ou une cuillerée à soupe de café ou de chocolat. L'adjonction de liqueurs alcooliques est même absolument indiquée chez les éthyliques pour éviter les accidents délirants que peut déterminer chez eux le régime lacté absolu.

Après chaque tasse de lait, on recommandera au malade de se rincer la bouche avec la solution suivante :

Eau..................... un litre.
Bicarbonate de soude... 4 grammes.
Alcool de menthe....... un gramme.

Mais si, malgré tout, le dégoût est le plus fort, il vaut mieux conseiller la sonde œsophagienne que de priver le malade de son unique chance de guérison.

b) *Intolérance gastrique.* — « Les hyperchlorhydriques digèrent mal le lait, parce qu'ils le digèrent trop vite, et que le coagulum se forme trop rapidement dans la cavité stomacale ». Il faut alors prescrire des poudres neutralisantes, par exemple trois fois par jour une cuillerée à café de

Bicarbonate de soude.........)
Phosphate neutre de soude ...) parties
Craie préparée..............) égales.

Si le lait est mal digéré, il détermine des accidents de dyspepsie flatulente, ballonnement énorme, éructations, et même crises de pseudo-asystolie par retentissement cardiaque. On pourra suivant les cas, combattre ces accidents en faisant précéder chaque tasse d'un cachet de bicarbonate de soude (0, 50 cg.), ou en l'additionnant d'une cuillerée à soupe d'eau de Vichy (Célestins), ou

encore en la faisant suivre d'un cachet de pancréatine
(0,20 cg.) ou d'un verre à liqueur de la solution :

    Acide chlorhydrique....   0,50 cg.
    Eau distillée..............   500   gr.

Quelquefois un lait trop chargé de graisse se digère
mal. Il convient alors de l'écrémer ou de lui substituer
le lait d'ânesse ou de jument.

c) *Intolérance intestinale.* — Le régime lacté peut
produire une constipation très marquée, dont on vient
heureusement à bout d'ordinaire avec l'emploi de laxa-
tifs légers : tous les matins une cuillerée à café de magnésie lourde, un cachet de poudre de rhubarbe
(0,50 cg.), un cachet de magnésie et de fleur de soufre
(ää 0,50 cg.), ou encore un mélange de lactose et magnésie lourde (20 gr. de lactose pour 10 gr. de magnésie;
une à trois cuillerées à café) (Huchard). Mais quelquefois il faut recourir aux lavements ou même au curage
digital.

La diarrhée a bien plus d'inconvénients. Parfois elle
est incoercible : le lait traverse intact le tube digestif,
véritable tonneau des Danaïdes ; il n'agit plus ni comme
aliment, ni comme médicament ; le malade s'amaigrit
et les accidents toxiques s'aggravent. Dans ces conditions on donnera avant chaque prise de lait un cachet de
sous-nitrate de bismuth (0.50 cg.), six pilules par jour
d'extrait de cachou (0.05 cg.) ou mieux encore deux à
trois cachets de 0.50 cent. de poudre de cachou (médicament ancien trop peu employé et que recommande
beaucoup M. Huchard dans le traitement des diarrhées
provoquées par le lait).

L'emploi du képhyr n° 2) joint à celui du lait stérilisé peut aussi faire cesser la diarrhée.

Dans quelques cas, lorsqu'on est forcé de prolonger longtemps le régime, le malade s'affaiblit sans mai-
grir cependant, grâce à la richesse du lait en graisses. Il

s'agit là sans doute de cette déperdition azotée que Sha-
kowski et Hoffmann ont signalée à la suite du régime
lacté. On peut, dans une certaine mesure, remédier à
cet affaiblissement à l'aide de préparations de kola ou
de coca (deux cuillerées à café par jour d'extrait fluide),
en prescrivant des infusions de maté, ou même deux à
trois verres à madère de vieux vin de Bordeaux.

II. Aliments et boissons. — Quand la maladie est
avancée, quand surtout l'insuffisance rénale et les accidents toxiques qu'elle détermine sont prononcés et tenaces, le malade doit être longtemps, sinon toujours,
soumis à un régime sévère. Des périodes répétées de
lait absolu deviendront indispensables ; dans les périodes intercalaires de régime mixte, on permettra simplement quelques œufs, des purées de légumes, très peu
de viande, toujours bien cuite, et jamais le soir. Le lait
et les laitages formeront dans tous les cas la partie principale de cette alimentation.

C'est là certainement un régime pénible à suivre,
mais il est impossible de s'en écarter sans danger quand
la maladie est arrivée à la période cardio-artérielle.
Plus tard, même à la dernière période, quand l'asystolie ou l'urémie deviennent menaçantes, le régime lacté
absolu devra être prescrit à l'exclusion de tout autre.

Pendant la phase d'hypertension artérielle, alors que
l'affection vasculaire n'est encore qu'à l'état d'ébauche,
les règles de l'alimentation seront beaucoup moins sé-
vères, et bornées à certaines prohibitions.

En premier lieu on recommandera l'emploi du *lait* et
des *laitages* (potages au lait, crèmes, fromages frais)
surtout le soir.

Les *œufs* sont un bon aliment, d'une digestion facile.
On usera largement des *légumes farineux* bien cuits et
passés : pommes de terre, haricots, lentilles, riz ; des

légumes herbacés et des *fruits*, pommes, raisins, etc. Éviter les légumes conservés et l'oseille, la tomate, les asperges, fraises, groseilles, trop acides et nuisibles au rein.

Modérer l'usage du *beurre*, des *graisses*, des *huiles*; proscrire les *fromages* faits, ainsi que les *bouillons* ou *potages gras* trop riches en toxines ; les pâtes et les potages maigres sont permis.

Ne permettre que 250 grammes de *pain* bien cuit et rassis, par vingt-quatre heures.

Les *poissons* frais sont tolérés ; mais il faut proscrire absolument les poissons gras comme l'anguille, trop indigeste, et les poissons fumés, les œufs de poisson, le caviar, les poissons de mer marinés et les saumures, les mollusques et les crustacés, tous aliments riches en ptomaïnes.

Pour les raisons que nous avons indiquées plus haut la *viande* est le grand ennemi des cardio-artériels. D'après le degré de la maladie et l'intensité des symptômes, la viande devra être rigoureusement défendue, ou prescrite en très petite quantité pendant les 3 ou 4 derniers jours qui, dans le régime mixte, précèdent la période de lait absolu ; on pourra encore se borner à la défendre au repas du soir, et c'est là une règle générale. Dans tous les cas, elle devra être prise en petite quantité et bien cuite, de préférence rôtie, grillée, ou braisée.

Il faut absolument écarter la chair des animaux surmenés comme le gibier, les viandes faisandées, la charcuterie, les salaisons, les conserves, aliments d'une toxicité considérable.

La quantité des *boissons* devra être modérée, afin d'éviter la pléthore vasculaire, cause d'hypertension artérielle, et par suite, de fatigue et de dilatation cardiaque. Toutefois les *boissons diurétiques*, dont l'élimination est rapide, pourront être prescrites en abondance.

A cet égard, le lait tient le premier rang. Aux repas, mais surtout dans l'intervalle des repas et le matin à jeun, le soir avant de se coucher, on pourra recommander avec avantage un verre d'eaux minérales diurétiques (Vittel, Évian, Martigny, Contrexeville, Capvern, Aulus), pour débarrasser l'organisme de ses déchets et favoriser l'élimination de l'acide urique.

Enfin, on doit limiter l'usage des *boissons alcooliques* et proscrire les *boissons excitantes*, thé, café, qui provoquent souvent de violentes palpitations et même des sensations angineuses.

Nous avons emprunté tous les détails précédents au très intéressant travail de notre ami, le docteur Piatot sur « le traitement des maladies de cœur par l'hygiène et les agents physiques » (*Thèse*, Paris, 1898).

B *Asepsie intestinale.*

Ici encore, il s'agit d'une question de degré. Le malade soumis au régime lacté intégral se trouvera, de ce fait, dans les meilleures conditions d'asepsie intestinale (Gilbert et Dominici), et, chez lui, les médicaments ne seront utiles que s'il existe une constipation marquée.

C'est surtout pendant les périodes de régime mixte et d'alimentation surveillée que la régularité des fonctions intestinales aura le plus d'importance. La moindre altération de ces fonctions pendant l'application d'un régime septique devient en effet l'origine de proliférations microbiennes actives, et d'une abondante formation de toxines.

En règle générale, il y sera utile de purger légèrement les malades en moyenne tous les quinze jours, à l'aide d'un demi-verre d'eau de Montmirail pris le matin à jeun.

S'il y a tendance à la production de gaz (ballonnement, renvois, borborygmes), donner deux fois par jour un cachet composé de benzonaphthol et de charbon végétal (àà 0.50).

Il faudra combattre à tout prix la constipation en donnant : le matin, une cuillerée à café de magnésie lourde, de sel de Seignette ou de poudre de réglisse composée ; une demi-cuillerée à café de sel de Carlsbad ; le soir, une pilule d'aloès de dix centigrammes ou un cachet de poudre de rhubarbe et de fleur de soufre (àà 0,50 centigr.).

Souvent le massage intestinal suffit à faire disparaître la constipation qui se trouve parfois amendée par l'ingestion d'un grand verre d'eau fraîche le soir, en se mettant au lit, et le matin au réveil.

Dans les cas d'intoxication extrême (cachexie artérielle) on aura recours aux grands lavages de l'estomac et de l'intestin.

C) *Régulateurs de la nutrition.*

Pour activer les combustions ralenties, améliorer l'oxydation des albuminoïdes, et débarrasser les tissus des déchets qui les encombrent, on utilisera surtout les moyens physiques (massages, hydrothérapie, eaux minérales).

Sans doute, c'est là surtout un traitement général, mais, au même titre que l'hygiène alimentaire, il vise à ménager le rein des cardiopathes artériels, car il présente à l'élimination rénale des matériaux non toxiques, bien élaborés, à molécule petite.

Massage et gymnastique suédoise. — Nous occupant seulement du traitement rénal, nous mentionnons simplement ici l'heureuse influence du massage sur le pouls, la respiration, et la tension artérielle des cardiopathes.

A ce sujet on consultera avec fruit la thèse de Piatot. Nous dirons seulement, avec M. Huchard, que « l'exercice musculaire, en favorisant la circulation sanguine vers la périphérie, soulage le cœur, facilite son travail, et produit ainsi l'effet d'une saignée déplétive, sans en avoir les inconvénients. » L'action diurétique du massage sera étudiée dans la seconde partie de ce chapitre.

Depuis longtemps on a remarqué que l'exercice musculaire et le massage produisent des modifications de la nutrition, qui se traduisent par des changements qualitatifs de l'urine : la créatine et l'acide urique diminuent en même temps que s'élève le taux de l'urée, des chlorures et de l'acide phosphorique.

En outre, le massage débarrasse les muscles des déchets qui les intoxiquent, et produisent la courbature ou la sensation de fatigue. « Zabludowski a démontré que chez l'homme, un repos de quinze minutes, après un travail fatigant, réussit à peine à restaurer la force musculaire, tandis que le massage, pratiqué à temps égal, double la quantité de travail que peut fournir le muscle. »

Dans les cardiopathies artérielles, on peut utiliser successivement, au cours de la même séance, le massage abdominal, puis le pétrissage des muscles, enfin les mouvements passifs. Plus tard, ou même dès le début si le malade n'est pas trop dyspnéique, on pourra combiner les mouvements passifs aux mouvements actifs, avec résistance (gymnastique suédoise).

Hydrothérapie. — La douche froide est absolument contre-indiquée dans les cardiopathies artérielles avec symptômes angineux et dyspnée toxi-alimentaire. Tout au plus, pourra-t-on employer la douche en jet sur les membres inférieurs. Et encore on n'en viendra là qu'après avoir accoutumé progressivement le cardiopathe à l'eau froide, selon les principes de Peter. Au début, lotions à l'éponge non ruisselante sur les parties antérieures du corps, puis lotions à l'éponge ruisselante. L'eau sera additionnée d'alcoolats divers (lavande, genièvre, etc.), pour augmenter l'excitation cutanée. On terminera la séance par des frictions générales à la serviette sèche ou au gant de crin.

Il faut défendre formellement les bains froids. Les bains chauds, au contraire, excitent utilement la diurèse et abaissent la tension artérielle.

Eaux minérales. — Le traitement thermal est contre-indiqué chez les angineux et les anévrysmatiques, ainsi que dans la phase mitro-artérielle, quand apparaissent des symptômes évidents d'asystolie ou d'urémie.

C'est surtout pendant la première période, avant l'apparition des lésions anatomiques, dès les premiers symptômes d'hypertension artérielle, que le traitement hydro-minéral est indiqué. Les goutteux, les uricémiques, les arthritiques en général, en un mot tous les malades à nutrition retardante sont en imminence d'hypertension artérielle et d'artério-sclérose.

A cette période, des cures annuelles répétées dans certaines stations thermales ramènent l'équilibre de la nutrition, et compensent les mauvais effets d'une existence trop active ou antihygiénique.

Les eaux sulfureuses et, d'autre part, toutes les stations dont l'altitude dépasse 500 mètres, doivent être interdites aux cardio-artériels, chez lesquels elle produisent une excitation générale non exempte de dangers.

Certaines eaux, faiblement minéralisées (Vittel, Evian, Martigny, Contrexeville), possèdent, en outre de propriétés diurétiques remarquables que nous exposerons plus loin, une grande efficacité contre les ralentissements divers de la nutrition.

Sous leur influence, on voit augmenter la masse des urines, la quantité du résidu total, de l'azote total, et diminuer le rapport entre l'azote total et l'urée (Chiais).

Leur emploi dans les cardiopathies artérielles constitue par excellence un traitement rénal, puisqu'à la fois elles diminuent les poisons de l'organisme et favorisent leur élimination.

II

DIURÉTIQUES

Chez les cardio-artériels, l'hygiène alimentaire rigoureuse ne suffit pas toujours à juguler les accidents toxiques. Elle parvient sans doute à réduire au minimum l'intoxication de l'organisme ; mais celui-ci n'en reste pas moins encombré d'une quantité de poisons, accumulés depuis longtemps en raison de l'insuffisance du rein. Cet organe les élimine lentement et péniblement. Il est donc très utile d'activer la diurèse, pour assurer une dépuration organique complète et rapide.

A cet égard, le lait atteint le double but proposé. Il est à la fois l'aliment inoffensif par excellence et un diurétique de premier ordre.

Administré à l'exclusion de toute autre chose, le lait triomphe presque toujours des accidents toxiques, mais son action quelquefois incomplète est quelquefois aussi trop lente au gré du malade que le régime lacté absolu ne tarde pas à fatiguer.

Pour obtenir des effets rapides et complets il faut employer, en même temps que le lait, certains diurétiques, au premier rang desquels se place la théobromine. On peut, de cette façon, permettre plus tôt le régime mixte qui, soutenu par l'action du médicament diurétique, pourra être toléré plus longtemps.

Nous allons rappeler brièvement les conditions physiologiques de la diurèse ; nous exposerons ensuite le mode d'action des agents diurétiques en général ; après quoi nous étudierons séparément chacun d'eux.

Physiologie de la diurèse.

La sécrétion de l'urine a lieu :

1° Dans les glomérules, petites cavités où s'épanouit un bouquet vasculaire qui naît d'une artère afférente et aboutit à une artère efférente.

2° Dans les tubes urinifères, revêtus d'un épithélium sécréteur, et entourés par le réseau capillaire qui vient de l'artère efférente et va aux veines rénales.

On a cru longtemps que l'urine tout entière filtrait au niveau du glomérule. Plus en effet la pression sera forte dans les vaisseaux glomérulaires, plus les liquides du sang auront de tendance à filtrer de ces vaisseaux vers les tubes urinifères. La constriction de l'artère efférente, et le relâchement de l'artère afférente réalisent ces conditions.

La sécrétion urinaire et la pression artérielle générale présentent dans le même sens une variation simultanée habituelle, et non absolue, car après une compression prolongée de l'artère rénale, la sécrétion urinaire tarde à se rétablir ou même ne se rétablit pas.

Magendie a montré que si la pression dépasse une certaine limite, le parenchyme rénal est en quelque sorte forcé, la sécrétion diminue et l'albumine filtre.

Entre parenthèses, ce fait nous paraît expliquer la méiopragie du rein dans la phase d'hypertension des cardiopathies artérielles.

Il faut en outre que « la tension soit active » (Gubler). La filtration dépend encore plus de la *vitesse* du sang que de sa pression, car la quantité de sang qui traverse les reins dans un temps donné est proportionnelle à la quantité d'urine excrétée dans le même espace de temps.

Si la sécrétion de l'urine n'est qu'un phénomène de filtration glomérulaire, liée à l'état de la pression, on comprend mal que l'urine soit beaucoup plus concentrée que le plasma sanguin. Il faut alors admettre avec Ludwig que l'eau est réabsorbée en grande partie au niveau des tubes urinifères. Or, si la filtration du sang est conforme aux lois de l'osmose, celle de l'urine, plus concentrée, vers le sang, moins concentré, ne l'est plus.

A l'heure actuelle, il est établi que l'urée et les corps similaires sont éliminés, non dans le glomérule, mais sur le trajet des tubes urinifères, par l'activité propre de l'épithélium de ces tubes. Henle, Von Wittich, Meissner, Zalesky virent qu'après ligature des canaux urinaires chez les oiseaux, l'acide urique s'accumule dans les tubes contournés. D'autre part Heidenhain a montré que les substances colorantes introduites dans le sang s'éliminent au niveau de l'épithélium des tubes contournés et des anses de Henle.

Ainsi donc « la sécrétion rénale se divise en deux opérations distinctes, réalisées l'une et l'autre par des éléments spécifiques. Le véhicule (eau), qui a sa source à l'origine des tubes urinifères, lave l'intérieur de ceux-ci, en dissolvant et en entrainant les corps (urée, sels, etc.) sécrétés par leur épithélium. » (Morat et Doyon.)

Mode d'action des diurétiques.

Si le mécanisme de la sécrétion urinaire nous est à peu près connu, « le détail de ces opérations nous échappe, il est à la fois complexe, délicat et variable, et nos méthodes sont encore trop imparfaites pour le pénétrer d'une façon suffisante. Tant que ce détail nous échappera, il sera impossible de donner une bonne explication de l'action des substances diurétiques. » (Morat et Doyon.)

Il en est malheureusement ainsi pour la plupart des médicaments. Leurs effets thérapeutiques sont presque toujours bien connus et déterminés ; leur mode d'action intime reste obscur, car, sur ce point, la physiologie ne donne encore que des réponses contradictoires. Ici comme ailleurs, on en est réduit à des hypothèses. Mais ces hypothèses ont leur utilité, car chacune d'elles répond à un groupe de faits qui, eux, sont indiscutables. Le mode d'action de la digitale, par exemple, est encore très discuté, mais, à cause de ses effets, on suppose que ce médicament agit en tonifiant tout l'appareil circulatoire, et cette hypothèse fructueuse conduit à des indications précises. C'est pourquoi nous croyons devoir exposer ce que l'on pense aujourd'hui de l'action des diurétiques.

Les anciens avaient remarqué qu'un grand nombre de maladies se jugent par l'apparition d'un flux d'urine abondant ; aussi cherchaient-ils à reproduire ces phénomènes critiques dans le but d'aider la nature à l'évacuation des humeurs peccantes.

Hippocrate employait à cet effet l'eau et le vin blanc. Galien connaissait l'usage de la scille, des baies de cyprès et des sels neutres. Celse et Dioscoride utilisaient la scille, l'asperge, la térébenthine, les baumes. Les Arabes, avec Avicenne, se servaient comme diurétiques des sels neutres qu'ils désignaient du nom de *Baurach*. On trouve exposées dans Van Swieten les contre-indications des diurétiques dans les néphrites. A la fin du xviiie siècle, Withering montra l'action diurétique remarquable de la digitale dans toutes les hydropisies, « sauf dans les hydropisies enkystées ». En 1878 Laure résumait l'état de la question dans un remarquable travail sur la médication diurétique.

Que faut-il entendre par diurétiques ? Pour Sandras ce terme devait s'appliquer exclusivement aux agents grâce auxquels la quantité d'urine rendue est supérieure à celle des boissons ingérées. Cette définition est beaucoup trop exclusive. Pour réaliser un pareil desideratum, la présence d'œdèmes ou d'épanchements est indispensable. A leur défaut, l'excédent aqueux des urines sur le sang ne peut venir que de la déshydratation des tissus, et l'on sait que ce phénomène provoque la soif, d'où augmentation des liquides ingérés. Les vrais diurétiques provoquent la soif ; la digitale n'altère pas (Potain) ; c'est surtout par son emploi dans les œdèmes cardiaques que l'on voit la quantité de l'urine dépasser celle des boissons ; « la digitale devient diurétique parce qu'elle résout les épanchements » (Huchard). Elle n'est pas un diurétique vrai.

Il faut donc entendre par diurétique tout agent capable, à l'état normal comme à l'état pathologique, de stimuler la sécrétion rénale, d'augmenter la quantité des urines.

Les agents diurétiques sont nombreux et divers ; on a maintes fois tenté de les classer d'après leur mode d'action apparent ou supposé. Forbes Roylle, Wood, Fonssagrives, G. Sée, Dujardin-Beaumetz, ont proposé les classifications les plus différentes. Gubler rangeait les diurétiques sous trois classes :

1° Les diurétiques tenseurs qui modifient la circulation en augmentant la tension active (vitesse) et non la tension passive, car celle-ci est au contraire défavorable à la diurèse.

2° Ceux qui irritent le parenchyme rénal (nitrate de potasse, urée).

3° Ceux qui excitent les nerfs du rein et provoquent cet organe à l'action.

Marquai appelle diurétiques mécaniques ceux qui provoquent la diurèse par augmentation de la pression du sang et de sa vitesse, et diurétiques épithéliaux, ceux qui agiraient sans déterminer de phénomènes cardio-vasculaires.

Il est peut-être prématuré d'employer un terme aussi précis que le terme d'épithélial, pour expliquer une action que l'on ne connait pas encore. De plus, il est à peu près certain, comme nous l'avons vu plus haut, que l'épithélium des tubes urinifères sécrète surtout les solides de l'urine, dont l'eau est filtrée au niveau du glomérule. On comprend mal qu'un diurétique puisse augmenter la masse urinaire en agissant seulement sur l'épithélium.

Il nous paraît plus logique de diviser les agents diurétiques en :

1° Agents dont l'action sur la diurèse s'accompagne de phénomènes *cardio-vasculaires* quelconques ;

2° Agents dont l'action diurétique n'est point accompagnée de ces phénomènes, et semble s'exercer uniquement sur le rein. Ces diurétiques *rénaux* « doivent sans doute leurs propriétés à une action élective, jusqu'à présent inexpliquée, sur tous les éléments sécréteurs du rein » (Laure), appareil circulatoire du glomérule, épithélium. Cette action est peut-être directe et irritative, ou indirecte, par l'intermédiaire du système nerveux. Peut-être même a-t-elle une tout autre cause que nous ne soupçonnons pas. Peu importe : en pratique, on prescrira les diurétiques rénaux quand on voudra augmenter la diurèse sans modifier la circulation générale.

A) Diurétiques cardio-vasculaires. — Après l'ingestion de *boissons* abondantes, la tension artérielle s'élève, la vitesse du sang augmente, et bientôt on ressent un besoin impérieux d'uriner qui aboutit à l'émission d'une grande quantité d'urines. Il s'est produit une véritable pléthore vasculaire par surhydratation du sang. Or, on sait que « la circonstance qui influe le plus sur la quantité de liquide éliminé par les voies urinaires est la proportion d'eau dont l'organisme se trouve chargé » (Milne Edwards).

Cette pléthore peut avoir de sérieux inconvénients lorsque le filtre rénal est altéré, ou lorsque, en l'absence même d'altérations rénales, l'ingestion du liquide est trop considérable et trop fréquemment répétée. Dans les deux cas, la sécrétion urinaire n'a plus le temps de rétablir l'équilibre circulatoire. Les vaisseaux dilatés à l'extrème peuvent se rompre s'ils ne sont pas sains (hémorrhagie cérébrale) ; dans les mêmes conditions (cardio-sclérose, adipose cardiaque), le cœur peut subir une dilatation aiguë. Ce fait a été observé chez les grands buveurs de Munich par Bauer et Rollinger qui ont décrit le « cœur de bière » (*bierherz*).

Toutefois, si l'on tâte la susceptibilité rénale, si l'on administre par doses fractionnées certaines boissons aqueuses dont la digestion, l'absorption et la diffusion sont rapides, si, avant de faire prendre la dose suivante, on s'assure que la dose précédente a été rendue, on peut faire passer sans danger à travers l'organisme de grandes quantités de liquide, et réaliser ainsi au plus haut point le lavage du sang et des viscères. C'est ce que l'on obtient avec quelques eaux minérales diurétiques dont nous reparlerons plus loin.

Beaucoup de *médicaments* cardio-vasculaires excitent la diurèse. On croit généralement que c'est en modifiant la circulation rénale en même temps que la circulation générale. La plupart d'entre eux en effet, produisent la vaso-constriction et élèvent la tension artérielle. Il s'ensuit une accélération dans le cours du sang, d'où probablement augmentation de la filtration glomérulaire. Le froid et les émotions, agents vaso-constricteurs, agiraient peut-être dans le même sens.

Quelques autres paraissent tirer leur pouvoir diurétique d'une action contraire. Vaso-dilatateurs, ils doivent provoquer la diurèse en relâchant les artérioles rénales contracturées, condition qui, nous l'avons vu, est défavorable à la sécrétion urinaire. De ce nombre sont les iodures et la trinitrine (Rosenbach). Parmi les premiers il faut citer l'ergot de seigle, le muguet, la caféine, la scille et la digitale.

La digitale.

Nous voulons nous occuper ici, et non plus loin, du mode d'action diurétique de la digitale, pour écarter dès à présent ce médicament de la liste des diurétiques à prescrire chez les cardio-artériels. C'est là pour nous un point très important, car tout notre travail tend à démontrer la proposition suivante :

Contrairement à une opinion trop répandue, toutes les maladies de cœur ne relèvent pas de la digitale ; sauf à la dernière période, la digitale est en général inutile et souvent nuisible chez plus de la moitié des cardiaques.

Prenons par exemple un cas très fréquent en pratique. Un homme de cinquante ans se plaint d'être essoufflé au moindre effort, et d'avoir, la nuit, des crises d'oppression qui l'empêchent de dormir. Pas d'œdèmes ; l'auscultation du poumon est négative. Cet homme s'est aperçu, ou bien on lui a déjà dit qu'il avait de l'arythmie, ce que l'examen du cœur vient confirmer. Si l'on prescrit de la digitale, l'arythmie, loin de céder, tend à s'accuser davantage, à se rythmer et le malade n'éprouve aucun soulagement, au contraire. On insiste alors, « on abuse du remède, plus pour satisfaire le malade qui demande à être régularisé que pour lui porter un recours réel. » (G. Sée.)

C'est là une conduite dangereuse, car, sans obtenir d'avantages thérapeutiques, on risque d'intoxiquer le malade en répétant les doses d'un médicament qui s'accumule et qui ne possède pas d'antidote. M. Huchard a publié des cas mortels survenus dans ces conditions, subitement après la production d'arythmies rythmées.

et par hémorrhagie ou par embolie cérébrale. **Traube** avait déjà rapporté cinq exemples semblables.

D'ailleurs, l'emploi de la digitale dans une maladie caractérisée avant tout par l'hypertension artérielle n'est pas logique. On le comprendrait à la rigueur si ce médicament tonifiait exclusivement le myocarde. Mais, comme on le sait, la digitale tonifie également tout le système vasculaire. Chez les hypertendus, à vaisseaux déjà contractés, elle augmentera cette contraction, et en même temps les résistances périphériques.

Mais, peut-on penser, si la digitale accuse l'hypertension artérielle, celle-ci sera diminuée d'autre part grâce à la diurèse digitalique. Pourquoi refuser à un malade qu'il faut faire uriner, le bénéfice du plus puissant des diurétiques ?

A cela, nous répondrons, avec M. Huchard, que la digitale n'est pas un diurétique ; elle devient diurétique dans certaines conditions, c'est-à-dire tant qu'il y a des œdèmes ou des épanchements à résorber. « Puis quand le malade sera pour ainsi dire vidé, la quantité d'urine reviendra à son chiffre normal. » (Dujardin-Beaumetz.) « Si on pousse plus loin les doses dans l'espoir de déterminer une diurèse que l'on juge encore utile, non seulement on ne l'obtient pas, mais encore on provoque l'anurie ou même un pissement de sang analogue à celui qu'on voit survenir chez les animaux intoxiqués » (Potain). En 1809 Vassal affirmait que la présence d'œdèmes ou d'hydropisies est nécessaire pour que se produise l'action diurétique du médicament. Plus tard Lorain faisait remarquer que les urines de la diurèse digitalique proviennent des épanchements. En 1870 Sidney Ringer montrait que cette diurèse est la conséquence et non la cause de la résolution des épanchements.

On admet généralement que sous l'influence de la digitale il se produit une vaso-constriction des petits vaisseaux, d'où augmentation de la vitesse du sang qui les parcourt. Conformément aux lois de Dutrochet, l'endosmose des œdèmes vers les vaisseaux s'accroît en même temps. Bientôt tout le système circulatoire est gorgé de liquides résorbés dont la présence augmente encore la tension vasculaire. Cet état dure quelquefois 48 heures. Alors se produit une détente soudaine, une vaso-dilatation brusque que Lauder-Brunton et Power ont démontrées expérimentalement. Cette détente correspond à l'établissement de la diurèse qui se fait d'une manière subite, comme « l'écoulement impétueux de l'eau à travers une écluse brusquement ouverte » (Huchard).

Nous conclurons en disant avec notre maître que la digitale, incapable de provoquer la diurèse à l'état normal, « ne résout pas les épanchements parce qu'elle est diurétique, mais *devient* diurétique parce qu'elle résout les épanchements. » Quand l'action diurétique est au maximum, l'action cardiaque (tonique et régulatrice) est au minimum, et réciproquement. Lorsqu'il n'y a pas d'œdèmes à résorber, l'action cardiaque se manifeste seule.

Dans les cardiopathies artérielles, la digitale sera indiquée :

1° Lorsqu'à la dernière période (mitro-artérielle) l'hypertension fera place à l'hypotension, quand l'artériel sera devenu un cardiaque ordinaire, en imminence d'asystolie.

2° Quand le repos et le lait n'auront pas conjuré les crises d'asystolie aiguë qui surviennent au cours de la seconde et quelquefois de la première période.

3° Quand le cardio-scléreux fera de la tachycardie paroxystique avec imminence de dilatation aiguë du cœur.

En dehors de ces cas bien déterminés dans lesquels on recherche surtout l'action cardiaque de la digitale, l'emploi de ce médicament devra être proscrit.

B) Diurétiques rénaux. — C'est parmi ces diurétiques qu'il faudra choisir pour activer l'élimination des poisons chez les cardiopathes artériels. Sans élever la tension vasculaire, plusieurs d'entre eux, et surtout le lait et la théobromine provoquent une diurèse abondante. Très souvent ils réussissent à faire disparaître des œdèmes dans les cas fréquents où, en l'absence d'abaissement de la tension et de dilatation du cœur, le malade se comporte bien plus comme un rénal que comme un cardiaque. On conçoit aisément que la sécrétion rénale suractivée déshydrate le sang ; dès lors, dans l'intimité des tissus, le liquide des œdèmes, moins concentré, dialyse vers le sang, plus concentré. Chez plusieurs de nos malades (obs. 21), nous avons observé une diminution de poids notable chaque fois que sous l'influence des diurétiques s'élevait le taux des urines et disparaissaient les œdèmes. Quand ces derniers sont résorbés, la diurèse se produit aux dépens des boissons, que le malade se sent porté à absorber en plus grande quantité.

Quelques diurétiques rénaux paraissent irriter le rein (genièvre, cantharide) ; on peut les négliger sans dommage, car leur action est incertaine. Les diurétiques les plus fidèles sont aussi les plus inoffensifs. D'ailleurs à supposer qu'ils aient, ce qui n'est pas prouvé, une action tant soit peu irritante, il n'y aurait pas là une raison suffisante pour se priver de leurs services. Comme le disait G. Sée, « on craint un retour offensif de la lésion que l'on considère à tort comme inflammatoire, tandis qu'il s'agit surtout de dégénérescences épithéliales, des glomérules ou des tissus interstitiels. »

Certains diurétiques rénaux, au premier rang desquels se place la théobromine, provoquent toujours une diurèse abondante dans l'immense majorité des cas. Il n'existe, à cet égard, que de rares exceptions qui ne nous semblent pas répondre à des faits cliniques précis, et que nous ne nous expliquons pas encore.

Peut-être un autre mode d'administration viendrait-il à bout des reins récalcitrants ? Quoi qu'il en soit, lorsqu'un malade urine sous l'influence de ces agents diurétiques, cette action se fait sentir même jusqu'au dernier moment, si l'on a soin de l'aider de temps en temps par l'adjonction des purgatifs, des injections rectales, du massage général, du sérum artificiel. Lorsque malgré ces moyens, le diurétique jusque-là fidèle reste sans effet, une issue fatale est proche (obs. 24), car les lésions du rein ont envahi la totalité de cet organe. Pendant longtemps en effet il reste dans les reins les plus altérés, des parties saines dont l'hypertrophie compensatrice (Chauffard, Albarran) suffit à pallier les accidents d'imperméabilité.

Dans le chapitre qui va suivre, nous étudierons séparément les diurétiques qu'il convient d'employer dans les cardiopathies artérielles.

Nous les étudierons par ordre d'importance, sans souci de classification physiologique, nous contentant simplement de les grouper en diurétiques médicamenteux et diurétiques aqueux et mécaniques.

Etude des diurétiques.

Leur emploi dans les cardiopathies artérielles

I

MÉDICAMENTS

La théobromine

« La théobromine est un des meilleurs, des plus fidèles et des plus constants diurétiques que nous connaissions. » (Huchard). Associée au lait et au régime alimen-

taire, elle constitue la base du traitement des cardiopathies artérielles. Nous rapportons dans ce travail 237 observations de cardiopathes artériels traités tous avec
succès par le lait et la théobromine, presque toujours
à l'exclusion de tout autre traitement. C'est pourquoi
nous estimons que la théobromine doit occuper la première place parmi tous les médicaments diurétiques.

En 1842, Woskessenski isolait la théobromine des
semences du cacao, et, l'année suivante, Boutigny l'employait pour la première fois comme tonique. Albert de
Bonn (1851, 53) l'expérimenta comme médicament d'é-
pargne. Pour Gubler (1868), « la théobromine est un de
ces principes dont la puissance dynamophore est incom-
parablement supérieure à la masse, et qui entretient les
forces sans réparer les tissus. » Plus tard Armand Gau-
tier montre sa parenté chimique avec la caféine.

D'après les expériences de Schroeder (1888) la diurèse
théobromique est due à l'action unique du médicament
sur l'épithélium rénal. Gram (1890) se servant de la diurétine (sel double de salicylate de soude et de théobromine), obtint une diurèse abondante dans l'anasarque,
dans l'asystolie, mais rien dans les néphrites anciennes.

Étudiée de nouveau en 1890 par Schouppe et par
Mme Kounindjy-Pomeranetz, la diurétine était combattue la même année par G. Sée qui la déclarait toxique
et lui préférait la théobromine, plus puissante et
moins nocive. G. Sée renouvelait en 1893 ses précédentes déclarations que venaient de confirmer (janvier
1893) les expériences de Cohnstein. Cet auteur fit ingérer
à des chats de la théobromine, n'observa aucune modification de la tension artérielle et des pulsations et con-
clut que l'action diurétique est due à l'irritation des
éléments sécréteurs du rein. En 1893, la théobromine
est l'objet d'une communication de M. Hallopeau à la
Société de thérapeutique. La communication de M. Huchard à la même Société, en 1896, a mis la question au

point ; nous nous en sommes inspiré pour la rédaction de ce paragraphe. M. Bardet, quelque temps après, tout en reconnaissant la valeur du médicament, fit certaines réserves au sujet de son action cardio-vasculaire. Au point de vue chimique, la diurétine et les sels doubles de théobromine avaient été étudiés par Brissemoret (*Journal des Praticiens*, 1895). Les derniers travaux publiés sur la question sont la thèse de Margouliès (Paris, 1896) qui croit à une action cardio-vasculaire, de Baronaki (Paris, 1897) et de Lemoyne de Vernon (Lyon, 1899).

La théobromine est une poudre blanche, cristallisée, de saveur légèrement amère. Au point de vue *chimique* c'est une diméthylxanthine. Elle est très insoluble, même en présence de sels de soude, (benzoates, cinnamates, salicylates ; elle demande pour se dissoudre, 16,000 parties d'eau froide. Elle est donc encore moins soluble que la xanthine qui se dissout dans 14,000 parties d'eau froide. La caféine (triméthylxanthine) se dissout dans 93 parties d'eau, et dans une quantité beaucoup moindre, si on lui adjoint les sels précités, avec lesquels elle forme des combinaisons stables.

D'après Villejean, la théobromine *s'élimine* en nature. D'après S. Bondzinsky et R. Gottlieb, ce serait sous forme de méthylxanthine.

M. André, interne en pharmacie de M. Huchard, vient de faire sur ce point de très intéressantes recherches, et a bien voulu nous remettre la note suivante inédite, que nous nous empressons de reproduire :

« La forme sous laquelle sont éliminés les alcaloïdes végétaux dérivés de la xanthine, caféine et théobromine, a été étudiée ces dernières années par Krüger, Salomon et Schmitt en Allemagne, et par Albanese en Italie. Ces différents auteurs c… recherché quels étaient les produits formés dans l'organisme du chien, du lapin et dans celui de l'homme après l'ingestion

de caféine ou de théobromine. Il résulte de leurs travaux que
ces médicaments subissent une déméthylation et qu'ils sont
rejetés sous la forme de méthylxanthines, dans lesquelles un ou
plusieurs groupements méthyl ont disparu. Parmi les différents composés, il en est qui existent normalement dans l'urine
de l'homme; c'est ainsi qu'on y trouve (toujours d'après les
mêmes auteurs), la dyméthyl 1,7 xanthine, la méthyl 1, xanthine. L'ensemble des dérivés de la xanthine que l'on rencontre
dans l'urine constitue avec l'acide urique ce qu'on appelle les
composés xantho-uriques ou alloxuriques. Actuellement on les
dose généralement en bloc avec le procédé Haycraft-Deroide
modifié par Denigès, car on attribue aux composés xanthiques
voisins de l'acide urique, la même valeur clinique qu'à l'acide
urique lui-même.

Si les faits constatés par Krüger et Salomon sont exacts,
l'administration de la théobromine à un malade devra augmenter considérablement la quantité des composés xantho-
uriques éliminés. C'est en effet ce que nous avons pu constater
par une série de dosages faits dans le service de notre maître,
M. Huchard.

Le 5 mars 1902, chez un malade prenant de la théobromine,
nous avons trouvé :

    Composés xantho-uriques par 24 heures...   1 gr. 55
    Acide urique dosé seul par le procédé de
      Denigès ....   0 gr. 715
    Composés xanthiques par différence.......   0 gr. 835

Chiffre énorme si l'on admet avec Morat et Doyon que la
quantité des composés xanthiques éliminée normalement ne dépasse pas en moyenne 0,05 centigrammes par 24 heures.

Chez un autre malade, salle Chauffard, n° 19 (voir obs. 15),
ne prenant pas de théobromine depuis quinze jours, nous avons
trouvé le 15 mars 1902 :

    Composés xantho-uriques par 24 heures...   0 gr. 71

Le 17 mars 1902, le malade ne prenant toujours pas de théobromine :

    Composés xantho-uriques par 24 heures....   0 gr. 80

Le 20 mars, après administration de 2 grammes de théobromine :

Composés xantho-uriques par 24 heures...   1 gr. 11

Alors que l'acide urique dosé seul donne pour 24 heures, 0 gr. 687.

Le 22 mars (2 gr. de théobromine chaque jour depuis le 20):

Composés xantho-uriques................   1 gr.
Acide urique dosé seul...................   0 gr. 55

Le 25 mars :

Composés xantho-uriques................   1 gr. 11
Acide urique dosé seul...................   0 gr. 58

Chez un troisième malade, salle Chauffard, n° 4 (obs. *17*), nous avons eu, le 21 mars, le malade ne prenant pas de théobromine :

Composés xantho-uriques par 24 heures..   0 gr. 587

Le 25, après administration de 2 gr. de théobromine :

Composés xantho-uriques par 24 heures...   1 gr. 01
Acide urique dosé seul...................   0 gr. 47

Il résulte de ces faits que chez les malades soumis à la théobromine (et probablement aussi chez ceux qui absorbent de la caféine), le dosage en bloc des composés xantho-uriques ne saurait donner aucun renseignement clinique, et qu'on doit dans ce cas doser l'acide urique par une méthode permettant de le doser seul.

Si maintenant nous comparons la quantité de composés xanthiques éliminés, avec la quantité de théobromine absorbée, nous pouvons voir qu'on ne retrouve qu'une partie assez faible du médicament sous la forme de composés xanthiques. Que devient le reste ? On peut penser, pour l'instant, qu'en raison de son insolubilité, une partie du médicament est rejetée par l'intestin, ou bien qu'une partie de la théobromine absorbée subit une transformation qui nous est encore inconnue. »

La *toxicité* de la théobromine est faible. Elle est égale à un gramme par kilogramme d'animal. Il n'y a pas d'effets d'accumulation.

Il existe, à l'égard de ce médicament, des *intolérances*

individuelles. M. Huchard a signalé des phénomènes d'excitation cérébrale, des troubles digestifs (nausées, vomissements), qui sont assez rares, et que, pour notre part, nous n'avons pas encore observés.

Par contre, la *céphalalgie théobromique* que notre maitre a décrite le premier, s'observe beaucoup plus souvent (un dixième des cas d'après M. Huchard). Cette céphalalgie « n'est pas pulsatile comme celle de la trinitrine, ni bourdonnante et vertigineuse comme celle de la quinine; elle commence par une des tempes, puis s'étend progressivement de l'autre côté, jusqu'à envahir la région occipitale, où elle se fixe sous forme de resserrement violent et de casque. »

Comme on pourra s'en rendre compte en lisant nos observations, nous avons rencontré la céphalalgie théobromique beaucoup plus rarement que dans un dixième des cas. Jamais elle n'a été assez marquée ni durable pour nous faire suspendre l'emploi du médicament. Peut-être cela tient-il à ce que nous avons observé à l'hôpital, où les malades, peu instruits, ne connaissent pas les inconvénients de certains remèdes. Il est des cas où la théobromine, non supportée jusquelà, ne provoque plus aucun malaise, si on a soin de la masquer d'un pseudonyme.

L'emploi de la théobromine est sans danger pour le rein, à l'inverse de la diurétine qui contient de l'acide salicylique et de la soude caustique, produits dont l'action sur des reins altérés est néfaste, et qui font de la diurétine un médicament toxique comme l'ont démontré G. Sée et Geissler. « La théobromine ne fait pas apparaitre d'albumine dans les urines qui n'en renfermaient pas auparavant, sauf dans les cas de rein cardiaque (période d'asystolie et de congestions viscérales), et peut-être dans ces cas, ce n'est pas par altération rénale, mais par le fait de la rentrée dans la circulation des œdèmes et des hydropisies. » (Huchard.)

D'après Lemoyne de Vernon, « des examens microscopiques du dépôt des urines de malades longtemps traités par la théobromine n'ont pas révélé l'existence de processus plus ou moins aigus de désagrégation épithéliale (cylindres, globules rouges, cellules épithéliales du rein). »

Le *mode d'action* de la théobromine a été très discuté. Quelques auteurs pensent que la diurèse est l'effet d'une action cardio-vasculaire analogue à celle de la digitale. Pour Lazzaro (1890), la théobromine augmente la systole ventriculaire, la pression artérielle et diminue la fréquence du pouls. Pour Geissler (1890), elle élève la tension artérielle qui retombe après la cessation du médicament ; ses résultats cliniques ne se distingueraient en rien de ceux de la digitale ; la théobromine ne serait pas un simple diurétique, mais un remède cardiaque. C'est à peu près l'opinion de M. Bardet (1896) qui, expérimentalement a observé une élévation de la tension artérielle.

Comme l'avaient démontré Schrœder et Cohnstein, comme l'avait soutenu G. Sée, M. Huchard est d'avis que la théobromine est un diurétique épithélial, analogue au lait, à la lactose, au nitrate de potasse et à la cantharide. Peut-être aussi agit-elle indirectement, en augmentant la production de l'urée, ce diurétique physiologique. Cliniquement la théobromine n'a pas d'action vasculaire ; elle abaisse plutôt la tension artérielle. C'est là également l'opinion de Ferrand : la tension vasculaire est diminuée au moment où s'établit la diurèse théobromique.

Pour notre part, nous avons toujours observé cliniquement une diminution de la tension artérielle consécutive à l'emploi de la théobromine. Sans penser à une action vaso-dilatatrice directe du médicament, il parait logique d'admettre que l'établissement de la diurèse diminue la vaso-constriction d'origine toxique. En outre, si, dans quelques cas, après l'administration de la théobromine on voit le pouls se relever et devenir comptable, c'est que le cœur fonctionne plus librement en raison du soulagement considérable que lui procure la disparition des œdèmes (Lemoyne de Vernon).

La *diurèse théobromique* se produit rapidement, dès le premier jour, au plus tard le troisième jour ; elle persiste plusieurs jours encore après. Dans certains cas, elle persiste même fort longtemps. Nous sommes habitué à voir beaucoup de nos malades, oliguriques à leur arrivée à l'hôpital, uriner trois à quatre litres au bout de trois jours en moyenne sous l'influence du lait et de la théobromine. Puis, le taux des urines se maintient aux environs de trois litres malgré la prescription du régime mixte, mais en général il ne tarde pas à tomber à un chiffre inférieur si l'on cesse la théobromine. Chez certains malades, ce médicament peut et doit être continué très longtemps, jusqu'à plusieurs mois sans interruption.

La théobromine peut faire rendre six litres d'urine par jour. La diurèse digitalique n'est pas plus abondante, mais, si elle est plus lente à se produire, elle persiste plus longtemps. La diurèse caféinique est plus rapide que les deux précédentes, mais moins abondante, moins sûre, moins persistante. L'association de la théobromine avec la digitale, la caféine ou la lactose n'augmente pas l'effet diurétique.

Au point de vue expérimental, Schrœder a démontré que la théobromine provoque une diurèse maxima égale à 10 °/₀ du poids du corps.

Les *doses* et le *mode d'administration* de la théobromine dans les cardiopathies artérielles, sont variables suivant les *indications*.

Pendant la période préscléreuse, quand l'insuffisance rénale est encore peu accusée, on assurera le fonctionnement suffisant et régulier du rein, en prescrivant

0,30 à 0,60 centigr. de théobromine pendant vingt jours par mois. M. Huchard donne habituellement à cette période :

Théobromine .... 20 gr.
Carbonate de lithine .... ⎰
Benzoate de soude...... ⎱ àà 10 gr.

Pour 60 cachets : un cachet matin et soir dans un grand verre d'eau (1).

En présence d'une dyspnée toxi-alimentaire accusée, avec ou sans œdème des extrémités inférieures, il faudra provoquer rapidement une forte diurèse. On mettra le malade au régime lacté absolu, et on lui donnera d'emblée de 1 gr. 50 à 2 grammes de théobromine, par cachets de 0,50 centigr. régulièrement espacés. La seule contre-indication sera l'apparition d'une céphalalgie *intolérable*; si le malade peut la supporter, il faut passer outre, et continuer le médicament. D'ailleurs la céphalalgie peut ne se manifester qu'au début du traitement (obs. 4, 15.)

Il est très facile de dissocier parmi les *résultats théra-peutiques* ce qui revient au lait ou à la théobromine. Il suffit de prescrire ces deux médicaments isolément d'abord, puis ensemble. Très souvent le repos et le lait déterminent une amélioration partielle que vient compléter la théobromine. (Obs. 3, 4, 5, 27 et 235.)

D'habitude, en quelques jours, la dyspnée, l'insomnie, les œdèmes disparaissent. Quand la maladie est assez avancée, il n'est pas rare de voir l'état du malade suivre exactement les variations de la courbe d'urines, et s'aggraver chaque fois que celle-ci descend. (Voir les courbes d'urines, pages 143 et 147.)

Le plus sérieux reproche que l'on puisse faire à la théobromine concerne son *insolubilité*. On ignore toujours ainsi la quantité de médicament absorbée. C'est

(1) BROADBENT (*The Pulse*, 1890) insiste beaucoup sur l'action diurétique d'un verre d'eau pris à jeun matin et soir.

probablement dans ce fait qu'il faut chercher la cause de l'inconstance qu'on observe parfois dans les effets.

La théobromine est soluble dans les acides et les alcalis. Les sels sont instables ; quant à ses combinaisons alcalines, elles sont facilement décomposées, et sont, de ce fait, irritantes pour l'estomac. Certains sels neutres retardent cette décomposition.

Brissemoret, cité par Deguy (*Journal des Patriciens*, 1898) a cherché à dissoudre la théobromine dans des solutions aqueuses de sels à réaction alcaline. Il a trouvé que 80 gr. d'eau distillée et 11 gr. 30 de phosphate trisodique dissolvent 3 gr. 50 de théobromine à la température de 15 degrés. On prescrira chaque jour la préparation suivante qui a donné de bons résultats :

Théobromine..........	1 gr.
Phosphate trisodique...	1 gr. 50
Blanc d'œuf..........	N° 1
Eau distillée..........	q. s. p. 80 gr.

Gram avait préconisé sous le nom de **diurétine**, un mélange équimoléculaire de théobromine sodée, et de salicylate de sodium, mélange qu'on a cru être tout d'abord un sel double de sodium et de théobromine. La solubilité de ce produit, seul avantage qu'il possède, ne compense pas ses inconvénients. En plus du danger que présente pour des reins malades l'élimination de l'acide salicylique, la présence de soude caustique dans la diurétine rend ce médicament très toxique, comme M. Gley l'a démontré par des expériences sur des chiens. Chez l'homme Geissler a observé après huit jours de diurétine, de la tachycardie, de l'arythmie et même de la cyanose.

La question de l'insolubilité de la théobromine a suscité de nouvelles recherches. L'an dernier, le docteur Impens, d'Elberfeld, a préparé sous le nom d'**agurine** un mélange équimoléculaire de théobromine sodée et d'acétate de sodium. Grâce au poids moléculaire restreint de l'acétate, l'agurine contient une grande proportion de théobromine. Destrée avait expérimenté ce nouveau diurétique et avait remarqué que l'agurine agit à des doses faibles, ses effets pouvant déjà se manifester à la dose de 0.25 à 0,50 par jour, qu'elle provoque une diurèse totale (augmentation des liquides et des matériaux solides), et qu'enfin ses effets persistent plusieurs jours, parfois une semaine après la cessation du médicament.

Nous avons employé l'agurine, à la dose de 1 gr., chez trois de nos malades. Sur le premier (obs. 10) elle nous a paru avoir les mêmes effets que ceux de la théobromine. Chez le second (obs. 18) elle n'a rien produit ; la théobromine était antérieurement restée sans action, aussi ne paraît-il pas que dans ce cas on doive imputer son échec à son insolubilité. Chez le troisième malade, (obs. 27) l'agurine s'est montrée impuissante à relever la diurèse, que la théobromine a rétablie promptement.

Il ne nous semble pas que la théobromine ait là un succédané suffisant. Tout au plus pourrait-on utiliser la solubilité de l'agurine pour l'injecter sous la peau, dans le cas d'intolérance gastro-intestinale. Nous ne croyons pas que l'on ait encore fait cet essai.

Lait et Lactose

Dans un chapitre précédent, nous avons étudié la composition du lait et l'importance de son rôle alimentaire dans le traitement des cardiopathies artérielles. Nous avons également indiqué son mode d'administration. Il nous reste à parler de son pouvoir diurétique.

Ce pouvoir diurétique est un fait universellement admis, et connu de temps immémorial. Depuis plusieurs siècles, on connaît les heureux effets du lait dans les hydropisies. Une quantité donnée de lait fait uri-

ner davantage et plus souvent que la même quantité
d'eau. L'action diurétique est double, en réalité : le lait
agit à la fois comme diurétique aqueux, facilement
absorbé et expulsé, et comme diurétique rénal.

L'action élective sur les éléments sécréteurs du rein
parait due à la *lactose*, dont le lait renferme de 10 à
50 grammes par litre. La lactose ou sucre de lait
($C^{12}H^{22}O^{11} + H^2O$, seul hydrate de carbone que le lait con-
tienne, semble posséder à elle seule tout le pouvoir diurétique de ce dernier. D'après G. Sée, qui a bien étudié
le mode d'action et les usages de la lactose, ce médicament, introduit à petites doses dans l'organisme, y est
détruit complètement et transformé en CO^2 et en H^2O ;
aussi ne le retrouve-t-on pas dans les urines. On l'y
retrouve au contraire lorsqu'on administre en un jour
une dose de 200 grammes. L'urine lacto-surique dévie à
droite le plan de polarisation.

G. Sée et Richet estiment que la polyurie lactosique
se fait dès que le sang contient un excès de sucre. Il y
aurait là sans doute un effet uréigène, analogue à celui
de l'urée. On peut encore comparer cette polyurie à la
polyurie glycosurique, en tenant compte toutefois de
ce que la lactose provoque la diurèse à la dose de 100
grammes, dose à laquelle elle ne passe pas dans les
urines.

On peut administrer pendant une semaine 100 grammes par jour de lactose dans deux litres d'eau. Chaque
litre contient 50 grammes du médicament, proportion
comparable au taux de la lactose dans le lait. Pas d'autre
boisson ; alimentation ordinaire. Au bout de trois jours
on obtient quelquefois une diurèse de trois à quatre litres
(hydropisies cardiaques), puis les urines retombent à
deux litres.

M. Huchard pense que la lactose est un diurétique peu
puissant et infidèle. Souvent en effet, elle reste sans
action, et jamais elle n'augmente la diurèse autant que

la théobromine. Toutefois, la lactose nous a rendu quelques services et nous nous en servons volontiers. Chez quelques malades qui, en dépit de tous les diurétiques, urinaient moins d'un litre par jour, quelle que fût la quantité de boissons (l'excédent du liquide étant rendu en grande partie par l'intestin), nous avons a additionné celles-ci de 50 à 100 grammes de lactose et obtenu une diurèse de deux litres. Nous devons ajouter que ces malades présentaient une intolérance absolue pour le lait.

Répétons encore une fois qu'avec le lait et la théobromine, on a entre les mains les deux plus puissants des diurétiques. En pratique nous les employons presque à l'exclusion de tous les autres. Après eux, la caféine et la scille ont seules, d'après notre expérience, une action diurétique certaine, mais leur emploi offre de nombreux inconvénients.

Caféine.

L'action diurétique de la caféine a été démontrée en 1883 par Koschlakoff et Botkin, et par M. Jaccoud (1866). La caféine est en même temps un tonique cardiaque (fièvre typhoïde, asystolie) et un tonique général (collapsus). Parmi ces actions complexes, Schrœder, et, après lui Wagner et Bronner, ont mis en lumière l'action diurétique qui semble s'exercer directement sur le rein, comme le fait la théobromine, proche parente de la caféine (triméthylxanthine).

Si, en effet, chez les animaux en expérience, on supprime à l'aide du chloral l'action cardio-vasculaire de la caféine, la diurèse continue. De plus, la sécrétion urinaire contient un excès d'éléments solides et d'urée. La diurèse expérimentale est rapide, mais ne dure que six heures : elle est inférieure en quantité à la diurèse théobromique. Cela tient peut-être à ce que la caféine est 5 à 6 fois plus toxique que la théobromine, et par suite ne peut être donnée qu'à une dose 5 à 6 fois moindre (dose *maxima* : deux à trois grammes).

La caféine possède en effet des inconvénients qui rendent son emploi peu pratique dans le traitement des cardiopathies artérielles. A notre connaissance, M. Huchard ne s'en sert jamais pour provoquer la diurèse chez les scléreux intoxiqués. Tout au plus peut-on la prescrire à la dernière période, au même titre que la digitaline. Il n'est pas indifférent, en effet, d'augmenter l'éréthisme cardio-vasculaire, exagéré déjà par l'hypertension artérielle, et d'exposer le malade à des accidents toxiques (insomnie, délire caféinique).

Scille.

Les squames du bulbe de la *scilla maritima* renferment un principe amer, la scillitine, qui est toxique pour l'homme à la dose de 0,05 centigrammes. C'est surtout un poison narcotique, mais il exerce également une action irritante sur le tube digestif et il agit à la façon d'un éméto-cathartique violent (vomissements, diarrhée). Ces symptômes qui se produisent assez souvent même avec l'emploi de doses modérées de scille, constituent un des inconvénients principaux de ce médicament.

Pour Gubler, la scille est peut-être le plus efficace des diurétiques. Lorsqu'elle ne produit pas de dérivation intestinale, elle peut provoquer une diurèse considérable dans les cas d'hydropisies cardiaques; elle ralentit le cœur et élève la tension artérielle. Chez l'homme sain (Barié) la scille n'est pas diurétique. Son action parait donc absolument analogue à celle de la digitale.

C'est pour ce motif, et en raison de la possibilité de troubles gastro-intestinaux dans une maladie où le bon fonctionnement du tube digestif a tant d'importance, que nous ne prescrivons pas la scille chez nos malades. Du reste, elle ne remplirait pas notre but, car elle irrite

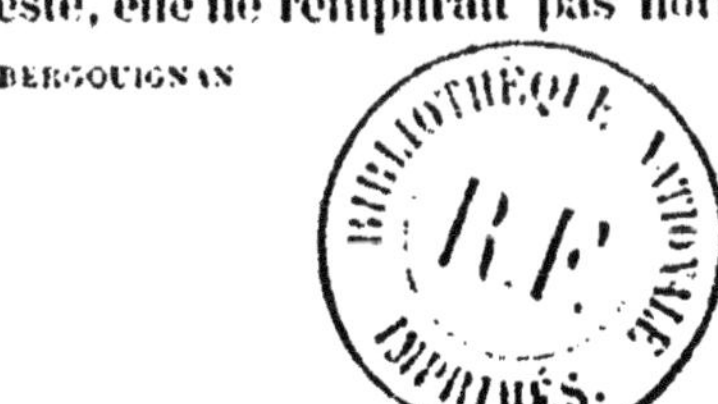

le rein et diminue la quantité des matériaux organiques (Hammond).

On peut toutefois la prescrire en désespoir de cause, quand le rein paraît rebelle à tous les autres diurétiques. Nous l'avons donnée sous forme de vin diurétique de la Charité (10 à 100 grammes), ou sous forme de pilules (0,50 centigrammes), associée à la scammonée et au calomel (ââ 0,50 centigrammes).

Le *convallaria maialis* (muguet), qui est un bon médicament cardiaque, a une action diurétique très réduite.

Il en est de même du *strophantus*.

Quant à la *spartéine* elle peut provoquer une diurèse atteignant quelquefois trois litres et demi. C'est ce qui ressort d'un travail récent de M. le docteur Thomas (de Genève, 20 mars 1902) qui a constaté ce fait chez des cardiaques traités à la clinique du professeur Bard.

Ce pouvoir diurétique dépend exclusivement de l'influence exercée par le médicament sur le cœur. La spartéine serait donc seulement un diurétique cardio-vasculaire.

Autres médicaments diurétiques.

La théobromine, le lait, la lactose et la caféine d'une part, la digitale et la scille d'autre part, sont, à notre avis, les meilleurs médicaments diurétiques à employer.

Nous groupons dans ce paragraphe les autres substances diurétiques que l'on a préconisées. La plupart d'entre elles ont une action faible ou insuffisamment démontrée.

1° *Diurétiques inorganiques*

L'*azotate de potasse*, sel de nitre ou salpêtre, est un des plus anciens diurétiques connus. Il existe dans cer-

taines plantes qui lui doivent leur action diurétique. A
la dose de 30 grammes. le nitrate de potasse provoque
des troubles gastro-intestinaux intenses, le collapsus et
la mort A la dose de 10 grammes il détermine des effets
sédatifs généraux, ralentit le pouls, abaisse la température, et élève la tension artérielle (Gubler. Deux à quatre
grammes, administrés en cachets ou dans deux litres
de tisane de chiendent, provoqueraient une diurèse rapide
mais passagère.

Le nitrate de potasse s'élimine vite et en nature par les
reins. Cette élimination produit une excitation fonctionnelle, qui jointe à l'élévation de la tension vasculaire doit
être la cause de la diurèse. Le sel de nitre serait donc
un diurétique mixte. Nous l'avons prescrit sans succès à
plusieurs de nos malades chez lesquels il déterminait
des troubles gastriques.

L'*azotate de soude* serait moins toxique et plus diurétique (2 à 5 gr.) ainsi que les *acétates de potasse et de
soude*, à employer surtout dans la diathèse urique sans
lésions rénales.

L'acide nitritriqu sous forme d'*esprit de nitre dulcifié*
recommandé par Lauder Brunton à la dose de 2 à
4 grammes, ne nous a donné aucun résultat.

Le *chlorate de potasse* et le *bromure de potassium*
auraient une action diurétique que nous n'avons jamais
vu rechercher.

Le *calomel* a été très vanté comme diurétique. D'après
G. Sée, 0,20 centigr. de calomel deux à trois fois par
jour pendant trois jours, donnent une diurèse qui peut
aller à six litres : il s'agirait d'une action uréogène analogue à celle de la caféine.

M. Huchard pense également que le calomel. médicament hépatique. est un diurétique indirect, en activant
la formation de l'urée dans le foie. Nous n'avons pas
observé cette action diurétique en employant le calomel

seul. c'est-à-dire sans l'associer à la lactose ou à la scille comme le font les formulaires classiques.

Les *carbonates alcalins* et en particulier le bicarbonate de soude ont un pouvoir diurétique évident. Ils activent la nutrition. c'est-à-dire la formation de l'urée, et lorsqu'ils sont en excès dans le sang, ils sont éliminés par les urines dont ils excitent la sécrétion et qu'ils rendent alcalines. Ce fait explique l'heureux effet des eaux minérales bicarbonatées sur les fonctions urinaires.

Moins diurétiques que les carbonates alcalins, les *sels de lithine* (carbonate, benzoate, à la dose de 50 cent. à 1 gramme), sont comme eux, lithonthriptiques. Leur emploi est utile dans la diathèse urique qui. comme on le sait, s'accompagne souvent d'hypertension artérielle et d'insuffisance rénale (1).

Dans la lithiase rénale, G. Sée a recommandé l'*eau oxyazotique* (protoxyde d'azote) qui serait un diurétique sûr, à la dose de deux à trois verres par jour.

2° *Diurétiques organiques.*

L'*urée*, « diurétique physiologique », a été pour la première fois prescrite dans ce but par Fouquier (1831). A la dose de 5 à 15 grammes par jour dans 500 grammes d'eau, elle peut rendre quelques services. Elle aurait une action élective sur l'épithélium rénal et produirait la vaso-dilatation des vaisseaux du rein (Cavazzini et Rebastello, 1890-91). M. Huchard estime que l'urée est un diurétique infidèle et peu actif.

Presque toutes les plantes dites diurétiques agissent principalement par l'eau qui sert à confectionner la tisane. Quelques-unes cependant doivent avoir une action sur

(1) Voir page 92

le rein grâce aux sels de potasse, aux huiles essentielles, aux résines qu'elles renferment.

Le *genévrier* (baies de genièvre) entre dans la préparation du vin de la Charité. On peut encore donner une infusion de 4 à 8 grammes de baies dans un demi-litre d'eau. C'est un diurétique actif mais irritant.

Le *chiendent* (décoction de 20 grammes de racines coupées par litre) sert à fabriquer la tisane de chiendent nitré. Action douteuse.

Les *stigmates de maïs* (infusion de 30 grammes pour un litre) seraient utiles dans la gravelle et la cystite chronique. Action diurétique incertaine.

L'*asperge* (20 grammes par litre en décoction) est un diurétique irritant.

On a encore employé les *feuilles de bouleau*, l'*écorce de sureau*, le *persil* qui contient de l'apiol, la *reine des prés* qui renferme de l'*acide salicylique*, en infusions ou décoctions, qui sont peu actives ou légèrement irritantes.

Plus inoffensives encore et aussi peu efficaces, sont les tisanes de *pariétaire*, de *bourrache*, d'*uva ursi*, de *petit houx*, de *fleurs de pensée sauvage*, la célèbre tisane de *queues de cerises*, etc.

Le *chimaphila umbellata* aurait, d'après Abet (*Bull. thér.*, 1889), des propriétés diurétiques puissantes, très appréciées en Amérique où cette plante est appelée vulgairement *herbe à pisser*. Abet prescrit chaque jour de 10 à 15 grammes d'extrait mou hydro-alcoolique de chimaphila.

Dès le deuxième jour, chez les cardiaques infiltrés, on aurait une diurèse dépassant cinq litres et demi, et qui persisterait jusqu'à la disparition des œdèmes. Il n'y aurait pas d'accumulation du médicament ni d'action sur le cœur. (Barié.)

M. Huchard s'est servi de l'extrait de bouleau ou *betula alba* (4 à 6 pilules par jour de 0,20 centigrammes), qui a l'inconvénient de déterminer quelquefois des coliques sèches.

Enfin, dans le service de M. Huchard, nous expérimentons actuellement la teinture de *crataegus oryacantha* (aubépine) qui aurait de bons effets diurétiques non encore suffisamment établis.

La *solidago virga aurea* recommandée comme diurétique par Cazin et Roques a été employée avec succès par Duché (Soc. méd de l'Yonne, 1886) qui prescrit en un jour 15 à 30 grammes de feuilles infusées dans un litre d'eau. Moscarel (*J. des Praticiens*, 1889) donne de 1 à 7 cuillerées à soupe de poudre de Virga aurea. En 48 heures, diurèse abondante.

II

MOYENS PHYSIQUES ET EAUX MINÉRALES

Nous mentionnons seulement ici la *méthode d'Œrtel* (réduction des liquides et entrainement musculaire). M. Huchard considère qu'elle est seulement applicable aux obèses. Elle est tout à fait contre-indiquée dans la cardio-sclérose. Si en effet, par la réduction des liquides, la tension artériele diminue, on n'assure pas la dilution des poisons urinaires dans un volume d'eau suffisant, condition qui, nous l'avons vu, facilite le travail du rein.

D'autre part, il serait dangereux de chercher par des ascensions, à provoquer l'hypertrophie compensatrice d'un cœur souvent gravement atteint par la sclérose. On risque ainsi de déterminer des dilatations aiguës qui peuvent être mortelles.

Enfin le régime préconisé par Œrtel (viandes) est tout l'opposé de celui qui convient aux cardio-artériels.

Massage.

Nous avons vu plus haut que le massage abdominal et général, combiné à la gymnastique suédoise, modifiait heureusement les fonctions de nutrition, et diminuait ainsi les intoxications organiques.

Il nous reste à parler de l'action du massage sur la diurèse, action bien mise en lumière dans la thèse de Piatot, et sur laquelle M. Huchard a beaucoup insisté.

Il ne s'agit pas là, comme pour beaucoup de diurétiques, d'un effet vague, incertain, mais bien d'une action diurétique considérable, et que l'on a constatée expérimentalement.

D'après M. Huchard « le massage abdominal semble agir sur la diurèse par le même mécanisme que la digitale, puisque l'augmentation des urines coïncide, par l'emploi de ces deux moyens, avec la vaso-dilatation et la diminution de la tension artérielle succédant promptement à un état de vaso-constriction et d'hypertension artérielle. Donc l'augmentation de la diurèse est liée surtout à l'accroissement de la vitesse du sang dans les vaisseaux du rein. » Comme la digitale, le massage provoquerait une diurèse d'autant plus abondante que l'œdème des membres est plus accentué.

Mais, à l'inverse de la digitale, le massage augmente la quantité des urines même lorsqu'il n'y a pas d'œdèmes à résorber. Il agit donc à la fois comme diurétique cardio-vasculaire et comme diurétique rénal.

Nous devons à l'obligeance de M. Krikortz la traduction d'un article fort intéressant de Bum qui a fait, au laboratoire de Von Bosch, des expériences sur l'action diurétique du massage. Cette action, d'après l'auteur, « est à chercher dans les substances qui sont introduites dans la circulation pendant le massage. » Celui-ci introduirait dans le courant sanguin des déchets de nutrition arrétés jusque là dans les muscles ou dans les plexus veineux de l'abdomen; l'action de ces déchets, parmi lesquels l'urée doit occuper une place importante, déterminerait l'excitation de la fonction d'élimination rénale et par suite l'augmentation de la diurèse. On peut se demander si le faible pouvoir de l'urée administrée comme diurétique ne tient pas à ce que la solution médicamenteuse est très différente d'une solution physiologique. Certains corps, l'acide urique, par exemple, considérés comme insolubles sont pourtant dissous dans le sang et dans l'urine. La solution sanguine d'urée doit posséder un pouvoir diurétique bien plus considérable que celui de l'urée en solution aqueuse.

Bum démontre dans ses expériences :

1° Que l'action diurétique du massage n'est pas diminuée par la ligature de l'aorte abdominale.

2° Que, pour qu'elle se produise, il est nécessaire que les veines restent ouvertes.

3° Que le massage des muscles fatigués produit une diurèse plus active que celle provoquée par le massage des muscles non fatigués.

4° C'est le sang veineux qui produit l'effet diurétique. L'action de la lymphe et celle du système nerveux (nerfs splanchniques) a pu être annihilée expérimentalement.

Nous reproduisons plus loin des observations (obs. 6, 7, 8) dans lesquelles l'action diurétique du massage est manifeste.

A ce point de vue, le massage peut être placé presque au même rang que la digitale et la théobromine. Nous avons vu qu'il agit à la fois comme l'un et l'autre de ces deux médicaments. Actif dans certains cas lorsqu'ils avaient échoué, il peut les suppléer ou renforcer leur action. L'emploi du massage comme diurétique peut être d'une utilité incontestable, par exemple dans des cas de céphalée théobromique intolérable ou de vomissements empêchant l'administration de la digitale.

Eaux minérales diurétiques.

Nous avons exposé plus haut (page 72) d'après M. Huchard, les contre-indications des cures thermales dans les cardiopathies artérielles. Nous avons rappelé que certaines eaux, faiblement minéralisées, ont sur la nutrition une action manifeste et que leur emploi contribue à diminuer les intoxications endogènes.

Ces mêmes eaux sont des diurétiques très actifs. A ce sujet, Laure écrivait en 1878 : « Les eaux alcalines faibles, susceptibles de se charger, en traversant l'économie, de différents sels qu'elles entrainent au moment de leur élimination, sont celles qui jouissent des plus grandes propriétés diurétiques. Leur digestion facile n'est pas étrangère à cette action remarquable sur la diurèse. »

Plusieurs eaux minérales jouissent de ces propriétés et sont communément désignées sous la rubrique d'eaux diurétiques anti-uricémiques, qui indique suffisamment leur double effet, sur la fonction rénale et sur la nutrition. Voici les principales d'entre elles, groupées par ordre de richesse de minéralisation.

Euzet (Gard), sulfatée calcique. *3 gr. 13* par litre. Température : de 13° à 19°. Altitude : 130 mètres.

Martigny (Vosges), sulfatée calcique. *2 gr. 65* par litre. Temp. : 11°. Altitude : 350 m.

Contrexeville (Vosges), sulfatée calcique. *2 gr. 38* par litre. Temp. : 11°5. Altitude: 350 m.

Aulus (Ariège), sulfatée calcique avec traces de lithine. *2 gr. 37*. Temp. : 18°.

Capvern (Hautes-Pyrénées), sulfatée calcique et ferrugineuse. *2 gr. 08* par litre. Temp. : 25°. Altitude : 400 m.

Vittel (Vosges), sulfatée calcique, *1 gr. 65* par litre, (Grande-Source). Temp. : 11°25. Altitude : 336 m.

Évian (Haute-Savoie), bicarbonatée calcique. *0 gr. 36* par litre. Température : 12°. Altitude : 378 m.

Comme on le voit, ces différentes sources présentent des caractères communs qui sont : altitude modérée (au plus 400 mètres), température généralement basse, (sauf Capvern), faible minéralisation (3 grammes par litre au maximum).

Leur faible altitude en permet le séjour aux artérioscléreux à tension artérielle exagérée ; leur basse température rend leur absorption plus facile et augmente leur pouvoir diurétique.

Leur minéralisation peu élevée est une des conditions de leur action thérapeutique. Il ne doit pas être indifférent, en effet, d'introduire dans certains organismes de trop grandes quantités de sels minéraux, témoin quelques intolérances absolues pour les eaux minérales fortes.

En second lieu, le temps est passé où l'on appréciait la valeur d'une eau thermale d'après l'abondance de son résidu solide. Il y a des eaux purgatives, qui sans contenir plus de deux à trois grammes de sulfates sodiques ou magnésiens par verre, purgent à cette dose aussi bien qu'une solution ordinaire de 30 grammes des sels précédents. On sait que la reconstitution d'une eau minérale par synthèse de ses éléments, n'arrive jamais à produire les effets de l'eau prise à la source. La tendance d'esprit actuelle, consiste à ne pas établir un rapport trop étroit entre la composition d'une eau thermale et ses effets thérapeutiques, mais à observer simplement ces derniers. Déjà cette observation a porté ses fruits, et permis de considérer que, pour expliquer l'action des eaux minérales, la connaissance de leur chimisme ne suffit pas. La connaissance de leur état physique (température, potentiel électrique, pouvoir osmotique) a une importance au moins aussi grande et permet de mieux comprendre les modifications profondes et durables que certaines cures thermales impriment à la nutrition.

Les eaux que nous avons énumérées sont universellement considérées comme des diurétiques actifs. Presque toutes provoquent une diurèse rapide et abondante, bien supérieure à celle que déterminerait l'ingestion d'une quantité équivalente d'eau ordinaire, à supposer encore que celle-ci soit tolérée et absorbée par le tube digestif. Nous nous trouvons sans doute en présence d'une double action diurétique, à savoir : 1° une action cardio-vasculaire due à la masse du liquide absorbé ; 2° une excitation de la fonction rénale, soit par les déchets entraînés, comme le prouve l'augmentation des solides urinaires, soit par une action spéciale, encore indéterminée, des eaux sur les éléments sécréteurs du rein.

Chez les cardio-artériels, on obtient, par l'emploi de ces eaux minérales : 1° une amélioration marquée des fonctions de nutrition, d'où diminution de l'intoxication endogène ; 2° un lavage complet de l'organisme, avec élimination de tous les produits toxiques accumulés antérieurement.

Depuis longtemps, il est d'usage d'envoyer à Martigny, Contrexeville, Vittel ou Capvern, les malades atteints d'affections rénales et vésicales chroniques principalement d'origine calculeuse, ainsi que les goutteux ou uricémiques, à condition que ces malades ne présentent pas d'excitation, d'éréthisme local ou général. Dans ce cas, les eaux d'Évian, dont la minéralisation est minime et qui possèdent une action sédative particulière, sont en général préférées.

Les *eaux de Vittel* représentent le premier type. Suivant M. Bouloumié, après l'ingestion de 600 à 700 grammes d'eau par doses de 200 à 250 grammes espacées d'un quart d'heure, la diurèse se produit, et les émissions d'urine se répètent toutes les 20 ou 25 minules pendant la matinée. Les urines rendues au cours de la boisson renferment peu de matériaux solides. L'augmentation de ces derniers, traduisant l'excitation des fonctions nutritives, est manifeste dans les urines de l'après-midi. L'eau de Vittel produit surtout une véritable « saignée d'acide urique », d'où ses beaux succès dans les affections goutteuses. Elle est donc indiquée chez les goutteux artério-scléreux, a rein peu excitable, et à tension artérielle modérée.

Les *eaux d'Evian* prises le matin à jeun par doses de 200 grammes espacées de 20 en 20 minutes, provoquent une première miction une heure après l'ingestion du premier verre, puis une nouvelle miction toutes les 20 à 25 minutes. Deux heures après que l'on a cessé de boire, la quantité d'urines rendues est égale et souvent supérieure à la quantité d'eau ingérée. Ainsi « l'activité de la fonction rénale devient telle qu'à chaque révolution circulatoire totale, on arrive à éliminer 15 à 16 fois plus d'eau que dans les conditions ordinaires de la vie ; à chaque révolution totale du sang, au lieu de 0,70 centigrammes d'eau, les reins en laissent échapper plus de 15 grammes. » (Chiais.) Cette rapide élimination de l'eau d'Evian fait comprendre que l'on n'ait pas à redouter la pléthore sanguine par excès de liquide chez les artério-scléreux, pourvu que l'on ait soin de graduer, d'espacer les doses, et en quelque sorte de ménager la fonction rénale, tout en l'excitant. L'ingestion inconsidérée de doses massives sans entraînement suffisant a pu dans certains cas provoquer de la congestion rénale et l'anurie.

Avec un traitement bien conduit, on rétablira vite chez les cardio-artériels le fonctionnement des reins d'une manière suffisante. L'élimination des toxines devenant normale, les accidents qu'elles provoquent ne seront plus tant à redouter et, même chez les malades les plus avancés, on pourra permettre un régime moins sévère (Taberlet).

La diurèse provoquée par les eaux d'Evian est une diurèse totale, qui porte à la fois sur l'eau et sur les solides urinaires. L'azote total augmente, mais aussi et en même temps la proportion de l'urée ; il se produit donc des modifications nutritives importantes. Ces modifications sont dues à la suractivité des mouvements osmotiques, que l'eau d'Evian provoque dans l'intimité des cellules. On sait en effet que l'osmose réalise son maximum quand les membranes organiques sont baignées par des solutions salines faibles. L'inversion nutritive ainsi obtenue se prolonge fort longtemps après la cessation du traitement, et ce fait vient confirmer ce que disait si justement en 1886 notre maître, M. Albert Robin : « L'emploi des eaux minérales est un des plus sûrs moyens de produire ces modifications lentes et constitutionnelles qui doivent aboutir à une inversion du mode nutritif de l'individu. »

En dernier lieu, sous l'influence de l'eau d'Evian, l'acide urique urinaire augmente tout d'abord, puis il diminue, tombe en-dessous de la normale, et quelquefois disparaît complètement des urines.

M. Huchard recommande les eaux d'Evian dans le traitement des cardiopathies artérielles, et réserve celles de *Bourbon-Lancy* pour les cardiopathies valvulaires rhumatismales.

III

MOYENS ADJUVANTS

Cure de petit lait.

C'est là un moyen thérapeutique injustement tombé dans l'oubli, car il peut rendre de grands services. Tissot considérait le petit lait comme un des meilleurs remèdes de la nature. Plus tard, Aran (1886) précisait les indications du petit lait, que Traube recommandait contre les congestions viscérales secondaires aux maladies de cœur.

Le petit lait est la sérosité du lait débarrassé de ses parties butyreuses et caséeuses. Il contient donc la totalité de la lactose. C'est un liquide limpide, verdâtre, de saveur douceâtre, devenant rapidement acide (acide lactique) lorsqu'il est préparé depuis quelque temps. Un litre de petit lait contient : lactose, 57 grammes ; matières organiques, 4 grammes ; lactate et citrate de soude, 3 grammes ; chlorures et phosphates, 3 grammes.

Pour le préparer, on peut acidifier le lait avec les acides tartrique ou acétique qui forment un coagulum que l'on sépare ensuite facilement. D'après M. Huchard, il serait préférable de déterminer cette coagulation au moyen de la présure.

La cure de petit lait consiste à prendre le matin à jeun une dose de 120 grammes, que l'on renouvelle après avoir fait une courte promenade. On doit prendre en tout trois à quatre verres par jour. Chaque fois on doit employer du petit lait fraîchement préparé, à cause de la tendance de ce produit à devenir rapidement acide. S'il est mal digéré, on peut le couper avec des eaux minérales alcalines faiblement gazeuses. La seule contre-indication du petit lait est le dégoût qu'il inspire à certaines personnes.

En général, le petit lait augmente considérablement la diurèse, presque au même titre que le lait, ce qui se comprend, puisque dans les deux cas il s'agit d'une solution physiologique de lactose, plus efficace que les solutions artificielles.

Cette cure se pratique surtout en Suisse et dans le Tyrol (Wiesbad, Interlaken, Engelbert, Gais), et aussi en France (Allevard, Saint-Nectaire).

Cure de raisin.

Le raisin contient de 5 à 7 °/₀ de crème de tartre, du tannin et du glycose. La crème de tartre se transforme dans l'organisme en carbonates alcalins qui neutralisent l'acide urique. On emploie d'ordinaire la cure de raisin contre la diathèse urique. et aussi pour activer les fonctions intestinales et la sécrétion urinaire.

« La cure de raisin complète ou remplace celle de petit lait » (Barié). Beaucoup plus répandue à l'étranger que chez nous, elle se fait surtout en Suisse (Montreux. Vevey, Aigle) et dans le Tyrol (Méran). En France, elle a été essayée surtout à Celles-les-Bains.

Elle se fait à la vigne même, le matin, à la rosée, et consiste à prendre. tout en se promenant, d'abord 200 ou 300 grammes de raisin. puis 500 grammes le lendemain. pour arriver dans quelques cas jusqu'à 2 et 3 kilogrammes. La durée de la cure est de trois à quatre semaines.

Sous son influence. l'état général devient meilleur, la nutrition est activée ainsi que la circulation. les selles sont plus régulières et la quantité des urines augmente.

RÉSUMÉ

Voici en quelques mots comment nous comprenons l'application pratique du traitement rénal aux cardiopathies artérielles.

En tout temps. le régime alimentaire doit être modifié

de façon à introduire le moins de produits toxiques dans l'organisme : suivant le degré de la maladie ou l'intensité des accidents, il faudra prescrire le lait absolu par périodes plus ou moins longues, alternant avec des périodes de régime mixte.

En tout temps, il faudra veiller au bon fonctionnement de la diurèse et donner très fréquemment la théobromine à petites doses. Celles-ci devront être augmentées en cas d'accidents toxiques d'origine alimentaire ou endogène.

L'action de la théobromine pourra être avantageusement remplacée de temps à autre par des séances de massage abdominal, par des saisons aux eaux minérales diurétiques ou même par des cures de petit lait et de raisin.

TROISIÈME PARTIE

Résultats thérapeutiques.

La lecture de nos observations suffit presque à montrer les résultats que l'on peut atteindre du traitement rénal. Calquées pour ainsi dire les unes sur les autres, elles nous apprennent qu'un malade qui ne respirait pas, ne dormait pas et présentait des œdèmes, n'a plus d'œdèmes, respire et dort après quelques jours parfois de traitement. Les écarts de régime font reparaître ces symptômes, avec une précision mathématique. En revanche, certains signes, dus à des lésions organiques irrémédiables, ne sont en aucune façon modifiés, pas plus par le traitement rénal que par un autre.

Dans la maladie cardio-artérielle, il existe des *symptômes réductibles* sous l'influence du traitement. Pour la plupart, ils sont de nature fonctionnelle ; aussi le traitement produit-il ses effets les plus merveilleux dans la première période (artérielle), où les symptômes fonctionnels constituent souvent toute la maladie. Le plus important et le plus pénible de tous, la dyspnée, cède souvent avec une rapidité surprenante. En même temps, le spasme vasculaire disparaît, et, avec lui, les phénomènes d'hypertension artérielle et de méiopragies viscérales. Ce résultat s'obtient à toutes les périodes, tant que les altérations anatomiques du rein ne sont pas trop avancées.

D'autres signes, tirés de l'examen physique du malade, sont susceptibles de s'atténuer :

Ce sont les signes cardiaques et artériels liés à l'hypertension, que le traitement rénal atténue toujours. Le bruit de galop n'est irréductible que dans la sclérose cardio-rénale confirmée ; encore peut-il, de méso-diastolique et très marqué, devenir présystolique, presque imperceptible, ou même perceptible seulement sous l'influence de la marche ou de la course.

Les battements artériels du cou (obs. 20), le retentissement diastolique de l'aorte diminuent souvent dans de notables proportions. Des souffles fonctionnels peuvent disparaitre. L'arythmie, elle-même, lorsqu'elle n'est pas rythmée, cède quelquefois en même temps que se calme l'éréthisme vasculaire (obs. 9, 10, 11).

L'asystolie des cardio-scléreux est d'abord d'origine dyspnéique, et elle cède au régime lacté absolu et à la théobromine, sans qu'il soit nécessaire de recourir à la digitale.

Celle-ci devient indiquée lorsque l'asystolie est d'origine cardiaque, et due à l'insuffisance myocardique. Dans le premier cas, hypertension artérielle. peu ou pas d'œdèmes, peu ou pas de congestions passives viscérales ; dans le second, caractérisé par l'hypotension artérielle, il y a au contraire des œdèmes plus ou moins accusés et des congestions viscérales. La digitale devient alors le médicament de choix ; on doit la prescrire à dose massive, anti-asystolique (un milligramme de digitaline cristallisée en une fois) (1).

(1) Rappelons que la *dose sédative* (tachycardie) est de un milligramme en quatre ou cinq jours. La *dose de soutien* que l'on doit employer chez les cardio-scléreux à la troisième période, en imminence de dilatation cardiaque, est de un milligramme en dix ou quinze jours d'après la formule :

Eau distillée. . . . . 300 gr.
Solution de digitaline cristallisée au millième.   L. gouttes

Deux à trois cuillerées à dessert chaque jour (H. Huchard).

Jusqu'ici, l'asystolie est réductible : il arrive un moment où elle devient irréductible ; lorsque le cœur se dilate à l'extrême et qu'apparait la *bradydiastolie*, phénomène clinique révélé par M. Huchard (1891).

Dans la bradydiastolie, la systole se fait brusquement, rapidement, les deux premiers bruits sont très rapprochés, et la pause diastolique s'allonge, parfois d'une manière considérable. Sous cette influence, combinée à celle de l'hypertension vasculaire, le cœur affaibli et sclérosé, se dilate outre mesure et ne tarde pas à être forcé. La stase sanguine se fait non plus à la périphérie, mais dans les cavités cardiaques (stase centrale). Cet état ne rétrocède pas, parce qu'il y a excès de réplétion du cœur et insuffisance de déplétion. La digitale ne peut que l'aggraver, car son action tend à allonger encore la pause diastolique et à accentuer le rythme couplé, qui coexiste souvent avec la bradydiastolie. Ces deux symptômes réunis impliquent d'ailleurs un pronostic sévère. Une large saignée combinée à l'évacuation chirurgicale des œdèmes, peuvent seules, pour un temps, conjurer les accidents ultimes.

Une communication toute récente de M. Merklen (*Soc. méd. des hôp.*, 11 avril 1902) est venue confirmer ces données, et montrer que l'emploi inconsidéré de la digitale a pu provoquer de pareils accidents. Si en effet la digitale reste impuissante vis-à-vis des œdèmes et de la diurèse, elle concentre alors toute son action sur le cœur, et détermine, avec l'apparition du rythme couplé, de grandes dilatations cardiaques. De tels phénomènes sont à redouter dans la cardio-sclérose plus que partout ailleurs, et c'est ce qui nous a porté à insister un peu longuement sur ce sujet.

Les *symptômes irréductibles* sont heureusement les plus rares. Leur réduction, en tant que symptômes, aurait d'ailleurs une importance très relative, car ils sont en général ignorés du malade, et traduisent des lésions organiques constituées, sur lesquelles le traitement n'a pas de prise.

C'est ainsi que l'on ne peut faire disparaitre les souffles liés aux lésions athéromateuses des orifices, ni se rendre maître de certaines arythmies rythmées, qui trahissent l'existence d'une cardio-sclérose à pronostic grave.

Si l'on ne connaît pas le moyen de faire rétrocéder la sclérose vasculaire, on peut du moins l'arrêter dans son évolution, et prolonger ainsi très longtemps l'existence des malades.

Mais, appliqué dès le début, quand l'affection n'est encore que fonctionnelle, le traitement rénal est curateur, et peut empêcher l'apparition des lésions anatomiques, pourvu que le malade prédisposé ne se départisse jamais d'une hygiène rigoureuse.

OBSERVATIONS

Observation 1. — (Andral, *Cliniques médicales*. Tome 1, page 80. 1829.)

« Un palefrenier, âgé de 46 ans, éprouve de la dyspnée depuis deux ans ; plusieurs fois il a eu les jambes enflées.

A l'époque de son entrée à l'hôpital, orthopnée, anxiété extrême, face violacée, ascite et anasarque, toux fatigante. Les battements du cœur sont *irréguliers* dans leur rythme ; ils s'entendent dans une très petite étendue avec une forte impulsion. La main appliquée sur la région précordiale ne sent qu'un bruissement obscur. Le pouls extrêmement petit, ne *se sent qu'à de longs intercalles*. On entend souvent huit ou dix contractions du ventricule sans qu'il se manifeste ; puis on sent tantôt une, tantôt deux ou trois pulsations artérielles de suite. (Frictions avec le liniment volatil cantharidé, deux vésicatoires aux jambes, *oxymel scillitique, potion gommeuse scillitique, tisane de chiendent nitrée*, deux crèmes de riz, trois bouillons.)

Les trois ou quatre jours suivants, le malade passa les nuits assis sur le bord de son lit ; l'asphyxie était imminente, puis la respiration devint plus vive et en même temps l'hydropisie diminua rapidement.

Les urines, rares jusqu'alors, coulaient avec abondance. A mesure que la dyspnée diminua, le pouls se sentit mieux ; mais il était encore très rare relativement aux battements du cœur : ainsi, pendant plusieurs jours de suite, nous comptâmes de 30 à 40 battements artériels par minute, et dans le même temps, 120 battements du cœur. Pendant les quinze jours suivants (dernière quinzaine du mois de novembre 1821), la plupart des symptômes de la maladie du cœur s'effacèrent par degrés ; la respiration redevint libre, ou du moins le malade ne la trouvait plus gênée ; la face avait repris un aspect naturel ; il n'y avait plus de traces d'hydropisie. Au commencement du mois de décembre, le pouls se sentait à chaque battement du cœur ; l'un et l'autre étaient, d'ailleurs, *très irréguliers*. Le malade ne tarda pas à sortir, se regardant comme complètement guéri. »

Nous avons voulu donner la première place à cette ancienne et belle observation où l'on voit un cardioscléreux arythmique avec faux pouls lent, guéri par un traitement exclusivement diurétique (scille, chiendent nitré), de tous ses symptômes fonctionnels, et non de son arythmie.

Obs. 2. — (Huchard, *in. Th. Picard, Paris, 1897.*)

Homme de 65 ans, présente une dyspnée intense à paroxysmes nocturnes. Il présente à l'examen des signes cardiaques des signes périphériques et viscéraux, des signes artériels.

Comme *signes cardiaques* on observe : Un souffle systolique de la pointe, à propagation axillaire. Arythmie très accusée. Bruits du cœur assourdis et lointains. Choc de la pointe impossible à délimiter nettement, mais senti pourtant à trois travers de doigts environ sous le mamelon. Donc insuffisance mitrale avec hypertrophie du cœur et faiblesse très probable du myocarde.

Comme *signes périphériques ou viscéraux* : Congestion œdémateuse des deux bases. Foie gros et douloureux à la pression, urines abondantes, claires. Léger œdème prétibial.

Comme *signes artériels* : Bruits parcheminés de l'aorte, retentissement du deuxième bruit. Matité augmentée, 6 centimètres. Élévation des sous-clavières, battements vibrants des carotides.

Pouls radial vibrant, artère athéromateuse ainsi que la temporale, sinueuse.

Ce malade, « mitral par le souffle, était aortique par la maladie. »

Il s'agissait là d'une fausse asystolie provoquée par l'état dyspnéique. La seule manière de faire disparaître celle-là, c'était de faire disparaître celui-ci. Du reste les urines n'étaient pas rares ni uratiques.

On prescrit la *digitale* : pas d'augmentation des urines ; seulement une diminution légère de l'œdème périphérique, du volume du foie, de la congestion pulmonaire. Mais toujours dyspnée paroxystique, violente. Ce n'était pas en effet une dyspnée mécanique chez un cardiaque valvulaire, mais bien une dyspnée toxique chez un cardio-artériel.

Le régime lacté absolu fit disparaître la dyspnée.

Cette observation type nous montre un des cas au sujet desquels se commettent les plus fréquentes erreurs de diagnostic et de traitement. Il s'agit là d'une de ces asystolies « bizarres » contre lesquelles la digitale, ce remède héroïque, reste sans effet, et pour cause.

———

Obs. 3. — Magdelaine *(in Société de Thérapeutique, séance du 8 janvier 1896. Communication de M. Huchard, résumée.)*

Homme de 72 ans, dyspnéique, présentant de l'arythmie, un bruit de galop, de l'albumine et de l'œdème des membres inférieurs.

A plusieurs reprises, la théobromine porte la diurèse à 3 litres, 5 litres 1/2. La cessation les fait diminuer à coup sûr, malgré l'emploi de la digitale. Chaque fois que la médication théobromique est abandonnée, la dyspnée, l'insomnie apparaissent en même temps que les urines diminuent.

———

Obs. 4. — Magdelaine *(ibid.)*, résumée.

Homme de 68 ans. Cardio-sclérose, arythmie, pouls lent (60). Œdème périphérique accentué, symptômes existant depuis plusieurs mois. Dyspnée d'effort.

Le lait et le repos augmentent la diurèse, mais insuffisamment pour faire disparaître les œdèmes qui diminuent sensiblement avec 3 grammes de théobromine. Urines, 3 litres 1/2. La *céphalée théobromique* du début a disparu.

Obs. 5. — Magdelaine *(ibid.)*, résumée.

Homme de 60 ans. Cardio-sclérose arythmique, galop.

Dyspnée toxique, insomnie. Albumine à flots. Œdème des membres inférieurs.

Le régime lacté produit une amélioration insuffisante. Trois grammes de théobromine amènent la disparition des œdèmes, de la dyspnée, et le sommeil.

Ces trois observations montrent la nécessité d'avoir sous la main un diurétique puissant comme la théobromine, pour les cas où le régime lacté seul est insuffisant.

Obs. 6. — Piatot (*Th.* Paris, 1898), résumée.

Femme de 51 ans. Depuis quatre ans, crises de dyspnée et insomnie. Œdème des jambes et albumine. *Ex.* : Pâleur. Tachycardie, galop, retentissement diastolique. *Tr.* : Lait absolu. Théobr. 1 gr. 50.

Six jours après la dyspnée et l'insomnie persistent. Les urines ne sont que de 250 grammes.

Massage abdominal. Trois jours après, urines : 3500 grammes. Dyspnée diminuée, sommeil meilleur.

Obs. 7. — Piatot *(ibid.)*, résumée.

Femme de 47 ans. Depuis quatre mois, vertiges, oppression, œdème. Dyspnée d'effort et nocturne. *Ex.* : Battements artériels du cou. Élévation des sous-clavières. Cœur augmenté de volume. Tachycardie et arythmie.

Urines : un litre. Albumine. *Tr.* : Digitaline.

Les urines n'augmentent que très peu. Le cœur n'est pas régularisé.

Massage abdominal. Urines : 2000 grammes. Moins de tachycardie. Respiration meilleure.

Obs. 8. — Piatot (*ibid.*), résumée.

A..., 51 ans. Depuis trois ans, dyspnée d'effort et nocturne. Œdème des jambes. *Ex.* : Retentiss. diastol. Arythmie. Pas d'alb. *Tr.* : Théobromine, 1 gr. 50.

Après trois jours, les urines n'ont pas augmenté : 300 grammes.

Massage abdominal. Les urines montent à deux litres et l'analyse montre une augmentation notable de l'urée et des chlorures.

Dans les trois observations qui précèdent, la théobromine et la digitaline étaient restées sans action diurétique : le massage abdominal a pu seul provoquer une diurèse abondante.

OBSERVATIONS PERSONNELLES

Pendant les quatorze mois que nous venons de passer, comme interne, dans le service de M. Huchard, à l'hôpital Necker, nous avons pu observer et traiter un grand nombre de cardio-artériels. Les observations qui suivent ont trait à des malades qui sont restés assez longtemps dans le service pour que nous ayons pu constater les effets du traitement, et, dans certains cas, essayer des traitements nouveaux. La longue durée de plusieurs de ces observations prises presque jour par jour pendant des mois, constitue leur principal intérêt ; les résultats thérapeutiques, bien que réels, sont en général moins complets que dans la grande majorité des cas, car les cardio-artériels arrivent souvent à l'hôpital lorsque leur maladie est trop avancée pour que l'on puisse obtenir de s rémissions durables.

Ces dix-neuf observations personnelles ont toutes été

prises sur des malades soignés à l'hôpital Necker, salle Chauffard, service de M. Huchard.

Obs. 9 (1, personnelle). — *Cardio sclérose arythmique.* — *Début de sclérose rénale.* — *Emphysème pulmonaire.*

Mag..., 68 ans, entre salle Chauffard, le 19 novembre 1901, pour essoufflement, toux, douleurs thoraciques. Pas d'antécédents pathologiques ni d'éthylisme. Au mois de janvier, chute de voiture et fracture (?) du genou gauche. En avril, il s'est mis à tousser, et a été soigné par le régime lacté dans le service de M. Rendu pour toux, œdème des jambes, oligurie et albuminurie. Très amélioré. Depuis 12 jours, réapparition des mêmes accidents.

Examen à l'entrée. — Œdème prétibial rouge, douloureux, difficile à déprimer. Au cœur, arythmie et tachycardie très prononcées ; à la base, dédoublement très net et très accentué du deuxième temps, dû sans doute à l'accentuation manifeste du deuxième bruit pulmonaire. Aucun souffle aux orifices. Pouls : 100.

Poumons très sonores à la percussion. A l'auscultation, inspiration humée, expiration très prolongée ; nombreuses sibilances.

Urines : un litre ; un peu d'albumine.

Traitement : régime lacté mitigé (un litre de lait) ; ventouses sur le thorax ; iodure de potassium, un gramme.

23 novembre. — Le malade réclame lui-même de la théobromine (on lui en a donné dans un autre service, et il s'en est très bien trouvé). On prescrit : théobromine, 2 grammes, le régime lacté restant mitigé.

27 novembre. — Les urines sont montées de 1 litre à 2 litres 1/2. En même temps disparition de l'œdème, grande diminution de la dyspnée. Pouls : 92. Au cœur, *l'arythmie est très atténuée* ; on entend toutes les 10 à 12 pulsations, deux systoles couplées.

5 décembre. — Urines : 3 litres. Disparition de l'arythmie. On peut ausculter le cœur pendant plus d'une minute sans percevoir de modification du rythme.

Théobromine : un gramme. Même régime.

Les jours suivants, même état, les urines se maintiennent à 2 litres.

Jusqu'à la fin de son séjour (26 janvier 1902), le malade, maintenu au régime lacté mitigé, a pris chaque jour un gramme de théobromine. A diverses reprises, il s'est mis à tousser davantage, et ces courtes périodes d'encombrement thoracique ont coïncidé avec la réapparition d'un peu d'œdème, et de l'arythmie. A plusieurs reprises, nous avons essayé en vain de prescrire de l'iodure de potassium, le malade présentant pour le médicament, même à la dose de 0,50, une intolérance toute spéciale (expectoration considérable, larmoiement, éruption).

Chaque fois que les symptômes pulmonaires reparaissaient, le dédoublement du second bruit à la base s'accentuait, pour devenir imperceptible pendant les phases d'amélioration.

26 janvier 1902. — Le malade part à Vincennes. *L'arythmie a entièrement disparu.* Aux poumons persistent quelques râles sibilants disséminés.

Obs. 10 (II, personnelle). — *Cardio-sclérose arythmique.*

Rud..., 57 ans, cocher. Entre pour dyspnée d'effort, étourdissements, palpitations. Homme très bien portant et très vigoureux jusque il y a six mois. A cette époque, il a commencé à ressentir des battements de cœur et des étouffements qui survenaient à l'occasion de tout effort ou mouvement précipité ; la montée d'un escalier est très pénible. Après avoir fait un effort il a souvent des vertiges, des étourdissements, au point de tomber à terre, et souvent sa vue se trouble, «il voit noir». Crampes dans les mollets; cryesthésie, pollakiurie nocturne sans polyurie. Le malade tousse un peu.

Examen à l'entrée (14 janvier 1902): Pas d'œdème des membres inférieurs. Ventre gros et ballonné. Lobe gauche du foie très sensible à la pression. Quelques râles sous-crépitants aux deux bases des poumons, en arrière.

Cœur gros. A l'auscultation, *arythmie* très accusée, avec *bruit de galop* méso-diastolique des plus nets. Pouls inégal, irrégulier (95 pulsations à la minute).

Pas d'albumine dans les urines.

Traitement : Régime lacté absolu (3 l. 1/2).

17 janvier. — Les urines sont montées de 2 litres à 3 litres 1/2. Le bruit de galop devient très difficile à percevoir ; mais l'arythmie persiste.

19 janvier. — Urines : 2500 grammes. On prescrit 1 gr. 50 de théobromine.

21, 22, 23 janvier. — Urines : 4000 grammes. Le malade peut se lever et marcher sans être essoufflé. Les râles pulmonaires ont disparu. L'arythmie a beaucoup diminué.

26 janvier. — Même état. Régime lacté mitigé. La théobromine est remplacée par un gramme *d'agurine.*

Jusqu'au 2 février, état excellent. Les urines restent à 4000-4500 grammes.

2 février. — Légère dyspnée d'effort ; augmentation de l'arythmie. Urines : 3500 grammes.

6 février. — Urines : deux litres. Léger œdème prétibial. Dyspnée, même au repos.

9 février. — Urines : 2500 grammes. Insomnie, barre épigastrique. On prescrit : *eau-de-vie allemande* : 20 grammes.

15 février. — Urines : 2500 grammes. Pas de dyspnée ni de polypnée. Insomnie disparue. Arythmie très diminuée : on entend des séries de 20 révolutions cardiaques régulièrement rythmées.

17 février. — Urines : 3000 grammes. Galop entièrement disparu depuis longtemps. Les irrégularités cardiaques deviennent très rares. Pouls à 68. — Sommeil, pas de dyspnée ; le malade peut monter deux étages sans essoufflement notable.

Depuis le début du traitement, c'est-à-dire depuis qu'il urine, le malade se sent beaucoup mieux, n'a presque plus de palpitations, et n'a plus d'accès d'étouffement.

À remarquer dans ces deux observations la sédation de l'arythmie coïncidant avec celle de la dyspnée. C'étaient, il est vrai, des arythmies non rythmées, beaucoup moins rebelles que les allorythmies, et capables d'être accusées par l'hypertension artérielle ou par la congestion pulmonaire et de s'atténuer en même temps que ces troubles morbides.

Obs. 11 (III. personnelle). — *Cardio-sclérose arythmique.*

Han..., 58 ans, menuisier. Entre pour dyspnée, palpitations et faiblesse. Pas de maladies antérieures. Depuis six mois, dyspnée et palpitations au moindre effort, rendant tout travail impossible. De plus les efforts et la marche provoquent une douleur rétro sternale qui force le malade à s'arrêter. Le sommeil est troublé par des accès paroxystiques de dyspnée et par des accès de douleur thoracique. Amaigrissement. Céphalée. Appétit disparu. Crampes dans les mollets, eryesthésie.

Examen à l'entrée (28 janvier 1902). — Arc sénile. Calvitie. Langue saburrale. — Pas d'œdème malléolaire. Foie normal. Respiration emphysémateuse. Pas de râles dans la poitrine.

Cœur. — Impulsion précordiale faible. Dimensions normales. A l'auscultation, bruits secs, parcheminés. Retentissement diastolique. Arythmie très accusée avec tendance à l'allorythmie. Le pouls est tendu, vibrant, irrégulier ; pulsations avortées. Rien dans les urines.

Traitement. — Régime lacté absolu.

1er février. — Presque plus de dyspnée. Pas de douleurs précordiales depuis que le malade est au repos. Arythmie non modifiée. Urines : un litre.

2 février. — Théobromine : 1 gr. 50.

4 février. — Urines : 2 litres 1/2. La dyspnée a entièrement disparu.

10 février. — Régime mixte. Cesser la théobromine.

15 février. — Urines : un litre. Epreuve du *bleu de méthylène* (injection de 0,05 centigr.). L'élimination dure 72 heures, commence au bout d'une 1/2 heure, est au maximum après 10 heures, puis diminue peu à peu, et présente un second maximum, moins élevé que le premier, après 28 heures.

16 février. — Lait absolu. Théobromine, 1 gr. 50.

17 février. — Urines : 2 litres.

22 février. — Urines : 2 litres 1/2. Pas de dyspnée. L'arythmie n'a pas été modifiée. Le malade quitte l'hôpital.

Obs. 12 (IV, personnelle). — *Cardio-sclérose arythmique.*

Alex.... 56 ans, chauffeur. Entre pour dyspnée, toux et douleurs thoraciques. A 25 ans, fluxion de poitrine. Depuis, tousse tous les hivers. Depuis six mois ne peut plus travailler, car il est essoufflé au moindre effort.

Examen à l'entrée (11 février 1902). Pas d'œdème, foie normal. Artères dures, flexueuses, pouls tendu (tension artérielle : 19), irrégulier. Au cœur, arythmie rythmée. Le tracé sphygmographique montre que le pouls est *alternant.* Deux systoles faibles et rapprochées alternent avec deux systoles fortes :

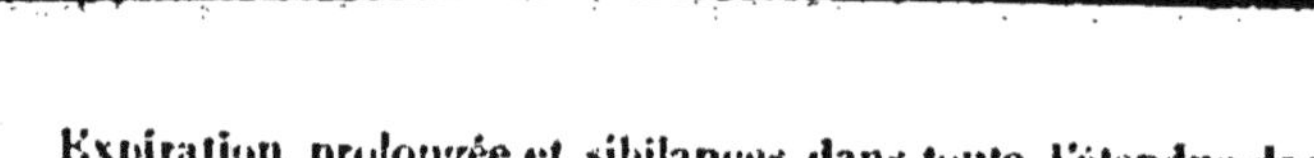

Expiration prolongée et sibilances dans toute l'étendue des poumons. Pas d'albumine.

Traitement. — Régime lacté mitigé.

13 février. — La dyspnée a un peu diminué. Epreuve du *bleu de méthylène.* (Injection de 0,02 centigr.) Début de l'élimination après trois quarts d'heure. Durée de l'élimination, 61 heures. Premier maximum à la huitième heure. Second maximum, plus faible, à la vingt-deuxième heure. Intensité faible. Urines : 2 litres.

17 février. — Urines : 1 litre ; Théobromine : 1 gr. 50.

21 février. — Urines : 3 litres. Beaucoup moins de dyspnée.

22 février. — On cesse la théobromine. Massage abdominal (M. Krikortz).

Les jours suivants la diurèse se maintient aux environs de deux litres.

2 mars. — Suppression du massage. La toux et la dyspnée ont beaucoup diminué.

3 mars. — Le rythme cardiaque ne s'est pas modifié. Injection de 2 cc. de *sérum de Truncek.* Avant et après l'injection, la tension artérielle est de 23 (sphygmomanomètre de Potain).

9 mars. — Alimentation ordinaire et théobromine. 1 gr. 50. Urines : 1 litre.

Les jours suivants, urines : 2 litres.

17 mars. — Urines : 2 litres 1 2. Tension artérielle : 17.

La toux a presque disparu. La dyspnée a disparu : le malade peut monter deux étages sans s'arrêter et sans être essoufflé. Au cœur, arythmie rythmée légèrement modifiée : deux systoles faibles et rapprochées alternant avec trois systoles fortes.

Obs. 13 (V. personnelle). — *Cardio-sclérose arythmique.*

Mai..., 50 ans, cocher. Entre pour dyspnée d'effort et œdème des membres inférieurs. Pas de maladies antérieures. Éthylisme.

Examen à l'entrée (18 juin 1901). — Œdème prétibial assez marqué. Foie gros, douloureux. Artères radiales dures et sinueuses. Pouls serré. Respiration fréquente. Quelques râles aux deux bases pulmonaires.

Cœur. — Volumineux, bruits mal frappés, arythmie et tachycardie (110). Retentissement diastolique à droite du sternum.

Urines rares : 500 gr., un peu d'albumine.

Traitement. — Lait absolu. Théobromine : 1 gr. 50

22 juin. — Soulagement marqué. L'œdème a presque disparu. Beaucoup moins de dyspnée. Pas d'albumine. Urines : 1 litre.

25 juin. — Urines : 2 litres.

26 juin. — Urines : 250 grammes. Reprise de la dyspnée. On donne : Théobromine : 2 gr. 50. Lactose : 70 grammes.

30 juin. — Urines : 2 litres 1/2. Pas de dyspnée. Pas d'œdème. Arythmie non modifiée, mais moins de tachycardie.

2 juillet. — Urines : 2 litres. Le malade, indocile, mangeant en cachette, sort sur sa demande.

Quinze jours après il rentre à l'hôpital dans un autre service, présentant un état très grave. (Dyspnée, œdème, anurie). Mort au mois d'août.

Obs. 14 (VI, personnelle). — *Cardio-sclérose arythmique.*

Mar....69 ans, sellier. Entre pour œdème des jambes et crampes dans les membres. Malade seulement depuis quatre ans. A cette époque, a perdu presque entièrement la vue en dix jours (Glaucome ?). L'an dernier a été soigné à Lariboisière pour œdème et albumine. Depuis six semaines les jambes ont enflé. Actuellement crampes dans les mollets. Cryesthésie. Constipation. Tousse un peu. Urine souvent la nuit. Beaucoup d'oppression.

Examen à l'entrée (10 janvier 1902). — Œdème blanc et mou des membres inférieurs, s'arrêtant aux genoux. Foie gros et douloureux. Aux poumons quelques râles fins et submatité à la base droite.

Cœur. — Pas de tachycardie ni de galop. Volume normal. Un faux pas de temps en temps correspondant à une pulsation radiale avortée.

Urines : 2 litres. Pas d'albumine.

Traitement. — Lait absolu. Théobromine, 1 gr. 50.

12 janvier. — Urines : 4 litres. L'œdème a presque disparu. Pas de dyspnée. Au cœur, les faux pas sont beaucoup plus rares. Cesser la théobromine.

14 janvier. — Urines : 2 litres. Même état.

Les jours suivants, les urines se maintiennent entre deux et trois litres.

27 janvier. — Urines : 2 litres 250. Le malade est depuis quelques jours, au régime mixte. Comme il se plaint d'une grande faiblesse, on lui fait tous les deux jours une injection de *cacodylate de lithine* (0,25 centigr.).

29 janvier. — Urines : 3 litres.

3 février. — Le malade se sent plus vigoureux. Toujours pas d'albumine.

7 février. — Urines : 2 litres 500. Augmentation de poids de 2 kilogs (51 kg. au lieu de 49 kg.).

11 février. — Un peu de dyspnée. Urines : 1500 gr. Cesser le cacodylate de lithine. Théobromine : 1 gr. 50.

18 février et jours suivants. — Urines : 2 litres 1/2.

24 février. — Pas de dyspnée. Cesser la théobromine.

28 février. — Injection de 2 cent. cubes de *sérum de Trunecek.* Avant et après l'injection, la tension artérielle est à 15.

6 mars. -- Urines : 1 litre. Dyspnée. Théobromine : 2 grammes.

17 mars. — Urines : trois litres.

Depuis, la théobromine ayant été continuée à la dose de 1 gr. 50 par jour, les urines se sont maintenues entre 2 litres 500 et 3 litres 500. La dyspnée n'a pas reparu, même la nuit (le malade dit avoir de la dyspnée nocturne quand il ne prend pas de théobromine).

Actuellement 9 avril. — Pas d'œdème, pas de dyspnée. Pouls à 72. Retentissement diastolique aigu. Les faux pas du cœur sont très rares. Pas d'albumine.

Obs. 15 (VII, personnelle). — *Rétrécissement mitral artério-scléreux.*

Ur.... 43 ans, terrassier. Entre pour palpitations, essoufflement, rendant tout travail impossible. Pneumonie à 27 ans. syphilis à 37 ans. Éthylisme. A toujours toussé. Beaucoup de surmenage physique et moral.

La maladie actuelle a commencé il y a deux ans. Début par refroidissement (?). Puis céphalée, essoufflement et toux ayant interrompu le travail pendant les 6 premiers mois. Depuis, le malade ne peut plus travailler, le moindre effort, la marche, les cris même, provoquent l'essoufflement.

Au mois de janvier 1901, le malade est entré à Laënnec. chez M. Barié, pour accidents dysentériformes. On fait le diagnostic d'insuffisance et de rétrécissement mitral. Traitement : pilules (?) de digitale pendant cinq jours ; puis, pendant deux mois. granulés de strophantus. Peu de soulagement, malgré l'emploi concomitant du régime lacté absolu. Urines toujours abondantes, sans albumine.

Au mois de mai, hémoptysies.

Examen à l'entrée (29 juin 1901). — Dyspnée extrême, arythmie très accusée. Rien dans la poitrine. Pas d'œdème, pas d'albumine.

Traitement : 1 milligramme de digitaline en 5 jours.

1er juillet. — Le cœur se calme. On perçoit un léger roulement présystolique.

10 juillet. — L'arythmie et la dyspnée reparaissent. On

donne en une fois 1 milligr. de digitaline. Pendant trois jours, céphalée intense et continue. Le cœur se calme après ces trois jours. Les urines n'ont pas varié.

Cinq jours après, un gramme de théobromine, et régime mixte. Les urines n'augmentent pas, mais la respiration et la marche deviennent plus faciles, le malade peut descendre au jardin.

29 juillet. — Le malade, très amélioré, va à Vincennes.

Quinze jours après sa sortie, il est pris brusquement, en pleine rue, d'un accès paroxystique de dyspnée qui le force à s'arrêter. Les jours suivants, vertiges et pertes de connaissance.

Le malade rentre le 19 août à Laënnec (M. Barié). On lui trouve de la congestion pulmonaire. Traitement : dix gouttes de digitaline (solution au millième) pendant 8 jours, puis granules de strophantus. Les palpitations augmentent, la dyspnée est continue, malgré le régime lacté absolu. Le malade sort le 11 octobre.

Deuxième séjour à Necker (15 oct. 1901). — Le malade, très pâle, très dyspnéique, se plaint de palpitations et de douleurs précordiales.

Examen. Pas d'œdème. Foie gros et douloureux. Pouls très petit, incomptable. Au cœur : battements sourds, pas de frémissement présystolique, mais roulement présystolique léger. Dédoublement du deuxième bruit à la pointe (M. Huchard). Rien aux poumons. Urines : 500 grammes, sans albumine.

Traitement. Lait absolu. Théobromine : 1 gr. 50 et carbonate de lithine, 0,75, en trois cachets.

20 octobre. — Urines : 2 litres. Beaucoup moins de dyspnée, mais céphalée et insomnie.

29 octobre. — Urines : 3 litres. Régime mixte.

3 novembre. — Urines : 2 litres. Régime lacté absolu.

Les jours suivants, urines : 3 litres. *Disparition de la céphalée, malgré l'emploi continu de la théobromine,* beaucoup moins de dyspnée, sommeil.

12 novembre. — Quelques intermittences. État général assez bon.

Jusqu'au 12 décembre, date de sa sortie, le malade respire

à peu près bien, et urine 2 litres 1/2 en moyenne, à condition de suivre le régime lacté presque absolu et de prendre de la théobromine.

Cœur assez régulier. Faux pas très éloignés. Toujours même rythme d'auscultation. Le malade qui respire beaucoup mieux, sort sur sa demande.

Troisième séjour à Necker (7 février 1902). — Quelques jours après sa sortie, la dyspnée d'effort a reparu. Atténuée par le régime lacté absolu, elle a augmenté dès que le malade s'est remis au régime mixte.

Examen. Arythmie très prononcée. Dyspnée extrême. Pâleur. Léger œdème des membres inférieurs. Râles de bronchite disséminés. Urines : 250 gr. sans albumine.

Traitement. Théobromine : 2 grammes. Lait absolu.

10 février. — Urines : 1 litre 1/2. Œdème disparu. Dyspnée diminuée. Cesser la théobromine. Digitaline : 25 gouttes.

11 février. — Palpitations. Théobromine : 2 grammes.

13 février. — Respiration facile et sommeil. Les palpitations persistent ainsi que l'arythmie. Urines : 3 litres 1,2.

Les jours suivants, on continue la théobromine. Régime mixte. Les urines se maintiennent à 2 litres.

21 février. — Supprimer la théobromine. Le cœur est calmé et beaucoup plus régulier. On entend le rythme type du rétrécissement mitral : roulement présystolique très rugueux.

27 février. — La dyspnée reparaît ainsi que les accès de palpitations. Barre épigastrique. Injections de 1 cc. de *sérum de Trunecek* répétées tous les deux jours pendant huit jours. Aucun changement.

18 mars. — Théobromine : 2 gr., administrée à la demande du malade qui respire mieux quand il en prend.

20 mars et jours suivants jusqu'au 7 avril. — Les urines se maintiennent entre 2 litres et 2 litres 1,2. Respiration suffisante. Régime lacté presque absolu.

Actuellement (8 avril). — Cœur calme (92 pulsations), pas d'arythmie. Rythme très accusé de rétrécissement mitral.

Obs. 16 (VIII, personnelle). — *Cardio-sclérose arythmique et myo-calculaire.*

Dr..., 71 ans, entre pour dyspnée d'effort et œdème des

jambes. Fièvre typhoïde en 1870. Bien portant jusqu'il y a
4 ans ; à cette époque, il a été soigné à Necker par le régime
lacté, pour dyspnée, œdème et albumine.

Examen à l'entrée (25 février 1902). — Œdème assez prononcé des membres inférieurs. Râles fins aux deux bases pulmonaires. Au cœur, arythmie, retentissement diastolique,
souffle mitral rugueux. Tension artérielle : 22. Pas d'albumine.

Traitement : Régime lacté absolu.

27 février. — Urines : 1 litre. Moins de dyspnée.

28 février. — Urines : 3 litres. Œdème diminué. Tension
artérielle : 17. Théobromine : 2 grammes.

1er mars. — Urines : 4 litres 1/2.

2 mars. — Urines : 5 litres 1/2. Dyspnée disparue. Pouls
à 80.

3 mars. — Urines : 3 litres 1/2. Plus d'œdème. Respiration
libre.

5 mars. — Régime mixte. Supprimer la théobromine. KI :
0, 50.

8 mars. — Dyspnée, un peu d'œdème. Théobromine :
1 gr. 50.

Les jours suivants, urines : 2 à 3 litres. La dyspnée et l'œ-
dème disparaissent de nouveau. Le malade quitte l'hôpital le
15 mars. L'arythmie et le souffle systolique ne sont pas modifiés.

Obs. 17 (IX. personnelle). — *Cardio-sclérose arythmique
et myo-calculaire.*

Lég..., 65 ans, journalier. Entre pour dyspnée et œdème.
Variole, il y a 20 ans. Depuis 4 ans, maladie d'estomac (?).
Depuis deux ans, dyspnée d'effort. Trois fois depuis deux ans,
œdème des membres inférieurs. Soigné chaque fois avec de la
digitaline (90 gouttes en 3 jours) : diurèse abondante : 6 litres
et disparition de l'œdème.

Depuis six jours, l'œdème est apparu de nouveau, la dyspnée
a augmenté. Urines très rares.

Examen à l'entrée (18 mars 1902). — Œdème rouge et douloureux à la pression, occupant le scrotum et remontant au
ventre. Lobe gauche du foie douloureux. Râles sous-crépitants
et submatité aux deux bases.

Cœur. — Souffle systolique rude, râpeux, à maximum en dedans de la pointe, ne se propageant pas. Peu d'arythmie. Albumine en abondance.

Traitement. Repos au lit. Alimentation ordinaire.

20 mars. — Urines : 750 grammes. Un peu moins de dyspnée. L'œdème tend plutôt à augmenter.

21 mars. — Lait absolu.

23 mars. — Urines : 2 litres. L'œdème et la dyspnée ont un peu diminué.

24 mars. — Régime mixte. Théobromine : 2 grammes.

26 mars. — Urines : 3 litres. Très peu de dyspnée. Sommeil. Œdème diminué de moitié.

31 mars. — Presque plus de dyspnée. Arythmie. Souffle très atténué. Urines : 3 litres.

2 et 3 avril. — 25 gouttes de digitaline, soit en tout 50 gouttes ou un milligramme.

4 avril. — Urines : 4 litres.

5 avril. — Œdème disparu entièrement. Le souffle systolique s'accentue. L'arythmie tend à se rythmer.

8 avril. — Excellent état.

Ce malade était un cardio-scléreux en état d'hyposystolie. Nous avons voulu voir, en employant successivement plusieurs moyens thérapeutiques, employés ensemble d'ordinaire, quelle part revenait à chacun d'eux dans la sédation des accidents. Le repos a eu peu d'effet, le régime lacté absolu ne s'est pas rendu tout à fait maître du symptôme toxique (dyspnée), qui a cédé à la théobromine. Mais celle-ci n'a pas pu faire disparaître entièrement l'œdème d'origine cardiaque, ou hyposystolique, c'est-à-dire justiciable de la digitaline, qui, à son tour, est restée sans action sur l'arythmie, d'origine scléreuse, et l'a plutôt exagérée, en la rythmant.

Obs. 18 (X, personnelle). — *Aortite chronique. Sténocardie coronarienne.*

Rous..., 48 ans, employé. Entre pour dyspnée très accusée

et douleur rétro-sternale. Au moment où le malade arrive à l'hôpital (*1 février 1902*) accès formidable de dyspnée avec douleur atroce dans la poitrine. Pâleur, sueurs froides, état très grave. Pouls petit, serré, très dur, très rapide. Râles fins aux deux bases pulmonaires, envahissant la poitrine de bas en haut, presque sous l'oreille. *Œdème aigu du poumon.* Nous pratiquons une saignée de 300 grammes. Ventouses. Oxygène. Inhalations de nitrite d'amyle. Pendant la saignée, l'état du malade s'améliore rapidement.

L'après-midi, interrogatoire que le malade peut subir sans fatigue. Ictère pendant l'enfance. Grippe en 1896. Pas d'alcoolisme ni de syphilis. Surmenage. Gros mangeur de viande.

Depuis huit ans, dyspnée d'effort. En même temps accès de douleurs rétro-sternales, survenant à l'occasion du moindre effort, mais jamais au repos. Depuis deux ans, ces symptômes se sont aggravés. La douleur est comparable au resserrement de la poitrine dans un étau. Le malade ne peut plus travailler depuis trois mois. Mauvaises digestions.

Examen à l'entrée. — Pas d'œdème. Le foie déborde de trois travers de doigt. Pouls plus ample que le matin, mais encore dur et rapide (120).

Cœur. — Impulsion de la pointe faible et ondulante, sentie dans le sixième espace, à 2 centimètres en dehors de la ligne mamelonnaire. Souffle diastolique intense s'entendant partout, mais surtout au milieu du sternum. Dans le deuxième espace intercostal droit, souffle systolique rude.

Il ne reste plus que quelques râles fins aux deux bases. Urines : 750 grammes, léger nuage d'albumine.

Traitement. — Lait absolu. *Agurine*, 2 grammes. Trinitrine (solut. alcool. à 1 p. 100), XII gouttes.

7 février. — Moins de dyspnée. Beaucoup moins de douleur. Les urines n'augmentent pas : 1 litre. On supprime l'agurine et on donne : Théobromine, 2 grammes.

Les jours suivants les urines restent à un litre.

14 février. — Supprimer la théobromine. Injection de *bleu de méthylène* (0.01 centigr.). L'élimination commence après une demi-heure. Elle dure cinq jours pleins et présente deux maximums, le premier à la douzième heure, le second à la trente-sixième heure. Intensité faible. Urines : 1 litre.

16 février. — Théobromine : 3 grammes.

20 février. — Urine : 1 litre. On ajoute à la théobromine 100 grammes de lactose dans 2 litres d'eau.

21 et jours suivants. — Urine : 1 litre 250.

24 février. — Supprimer la théobromine.

26 février. — Douleurs précordiales. Des frictions locales au salicylate de méthyle, calment, au dire du malade, la douleur superficielle, sans calmer la douleur profonde.

27 février. — Injection intra-musculaire de 1/4 de milligr. de *Digitaline de Naticelle injectable* de Rosenthal. Pas de douleur locale.

3 mars. — Urines : 2 litres 500.

4 mars. — Urines : 3 litres. Apparition d'un œdème malléolaire accusé. Bruit de galop, tachycardie (120). Très peu de dyspnée. Pas d'albumine. Douleur précordiale persistante. Le malade sort sur sa demande.

Sur ce malade, le régime lacté, la théobromine et l'agurine n'ont pu augmenter la diurèse. L'épreuve du bleu de méthylène montrait, il est vrai, une imperméabilité rénale assez accusée. De plus le mauvais état du tube digestif s'opposait peut-être à l'absorption de ces médicaments. Les urines sont montées au contraire à trois litres après une injection de digitaline, alors que le malade ne présentait pas trace d'œdèmes. Ceux-ci ont apparu en même temps que la diurèse s'établissait. Nous ne cherchons pas pour le moment, à expliquer ce fait paradoxal.

Obs. 19 (XI, personnelle). — *Aortite chronique. Sténocardie coronarienne.*

Rav..., 51 ans. Entré pour dyspnée d'effort et douleurs rétrosternales survenant par accès à l'occasion des mouvements et jamais au repos, sauf la nuit. Malade depuis 4 ans.

Examen à l'entrée (26 octobre 1901). — Pas d'œdème. Pas d'albumine. Rien aux poumons. Au cœur, tachycardie, bruit de galop. Souffle systolique et retentissement diastolique à droite du sternum.

Traitement. Lait absolu. Théobromine : 1 gr. 50. Trinitrine : 12 gouttes.

28 octobre. — La dyspnée a disparu. Le galop et les douleurs persistent. ces dernières, atténuées.

30 octobre. — On remplace la trinitrine par le tétranitrol (0,02 cg.).

2 novembre. — Galop et dyspnée disparus. Les douleurs persistent, non modifiée par le tétranitrol qui provoque de la céphalée.

9 novembre. — Trinitrine. Le malade quitte l'hôpital. Il respire bien, mais les douleurs reviennent au moindre effort.

Dans cette observation le traitement a dissocié la « dyspnée douloureuse », faisant disparaitre la dyspnée, d'origine toxique, et restant sans action sur la douleur. due à la sténose des coronaires.

Obs. 2?(XII, personnelle). — *Aortite chronique. Dilatation aortique.*

Hai..., 47 ans, charbonnier. Entre pour dyspnée et faiblesse. Pneumonie à 16 ans. Variole en 1871. A 25 ans syphilis. Alcoolisme. Tabagisme (ne peut plus supporter le tabac qui, depuis deux ans. détermine une sensation de gène dans la poitrine).

Depuis trois ans, dyspnée d'effort et pollakiurie.

Examen à l'entrée (1 mars 1902). — Pas d'œdème. Rien aux poumons. Artères sinueuses et dures. Pouls régulier à 76. Carotides et sous-clavières dures, impulsives. Elévation des sous-clavières et de l'aorte que l'on sent battre au-dessus de la fourchette sternale. Cœur peu augmenté de volume. Retentissement diastolique clangoreux à droite du sternum. Tension artérielle : 20. Urines : un litre.

Traitement. Repos et régime ordinaire.

7 mars. — Un peu de dyspnée. Urines, un litre. Théobromine : 3 grammes et régime lacté mixte.

12 mars. — Urines, deux litres et demi. Dyspnée disparue.

21 mars. — Urines, trois litres. Pas de dyspnée.

Les battements artériels cervicaux sont moins intenses. Tension artérielle : 17. Le malade va à Vincennes.

Obs. 21 (XIII, personnelle). — *Aortite chronique.*

Mer..., 44 ans. Cocher. Entre pour dyspnée et œdème des membres inférieurs. Fièvre typhoïde à 11 ans. Syphilis à 19 ans. Pas d'autres maladies.

Ethylisme notoire. Depuis dix ans, vertiges, bourdonnements d'oreilles, crampes dans les mollets. Soigné par régime lacté mitigé et KI (Dr Weber), légère amélioration.

Depuis novembre 1900, dyspnée d'effort et nocturne. Entré en janvier 1901 salle Chauffard. Mis au lait absolu et à la théobromine. Sorti au bout d'un mois, très amélioré. Reprises des symptômes en mars 1901. Deuxième séjour salle Chauffard. Même traitement, même amélioration. Nous avions trouvé alors à l'auscultation, un double souffle à la base, surtout diastolique. Après sa sortie le malade suit un régime lacté mitigé. Réapparition des symptômes en mai.

Troisième séjour à Necker (1 juin 1901). Examen : Œdème marqué des membres inférieurs. Pas d'albumine (il n'y en a jamais eu jusqu'ici). Au cœur, un peu d'arythmie. Souffle systolique et surtout souffle diastolique à droite du sternum. Dyspnée intense.

Traitement. — Lait absolu. Théobromine : un gramme.

8 juin. — Les urines qui étaient à deux litres, montent à quatre litres et demi. L'œdème et la dyspnée ont disparu. Le malade peut se lever et marcher.

18 juin. — L'amélioration continue. Le malade descend au jardin. Régime mixte ; continuer la théobromine. Les urines se maintiennent à deux litres.

30 juin. — Cesser la théobromine. Lait intégral.

2 juillet. — Urines : 3 litres. *Cereus grandiflora,* deux pilules de 0,05 centigr.

4 juillet. — Urines : 4 litres.

La diurèse descend et reste à deux litres environ jusqu'au 25 juillet. A ce moment on constate un peu d'œdème, d'albumine. Au cœur, bruits sourds. Augmentation de la matité. Choc précordial faible. Toujours double souffle aortique. Foie gros. Le malade sort sur sa demande.

Quatrième séjour à Necker (29 novembre). — Après sa sortie, excellent état. Très peu de dyspnée. Sommeil. Urines abondantes. Encore un peu d'œdème. Depuis un mois, aggravation des symptômes et surtout de la dyspnée.

Examen. Œdème accusé. Foie gros, sensible à la pression du lobe gauche. Pouls dur (100). Au cœur, bruit de galop précédant le souffle systolique de la base, qui est devenu plus rude. Souffle diastolique doux. Râles sous-crépitants disséminés. Urines : un litre, rougeâtres. Albumine massive.

Traitement. — Lait absolu. Théobromine : 1 gr. 50.

3 décembre. — Urines : 4 litres. Presque plus de dyspnée ni d'albumine. Œdème disparu. Poids : 67 kilog.

Excellent état jusqu'au 17 décembre. A ce moment, réapparition de la dyspnée (après régime mixte), de l'œdème. Poids : 73 kilog. Toux quinteuse. Tachycardie. Galop accentué. Douleur épigastrique. *Traitement.* Lait absolu. Théobromine, 2 grammes 50.

26 décembre. — Urines : 4 litres. Pas d'œdème. Poids : 68 k. 500. Beaucoup moins de dyspnée. Sommeil. Toux diminuée sans autre traitement.

4 janvier 1902. — Régime mixte. Un gramme de théobromine. Urines : 1,500 à 2.000 grammes en moyenne jusqu'au 21.

21 janvier. — Urines : 500 grammes. Dyspnée. Toux. Insomnie. Lait absolu. Théobromine : 2 gr. 50. Eau-de-vie allemande : 20 grammes.

26 janvier. — Urines : 2 litres 1/2. Pas de dyspnée, pas d'œdème, pas d'albumine. Au cœur, mêmes signes. Le malade demande à sortir.

Le malade revient le 4 avril 1902. Etat très grave. Dyspnée considérable, œdème prononcé. Au cœur, arythmie rendant la perception des souffles impossible. Cyanose péri-rotulienne très marquée qui fait penser à la possibilité d'une *thrombose cardiaque.* Cyanose de la moitié inférieure des jambes.

On prescrit un milligramme de digitaline. Le malade meurt le soir même.

Autopsie (pratiquée par nous le 6 avril) : Foie muscade. Reins congestionnés, peu altérés. Congestion pulmonaire. Cœur volumineux, hypertrophié et dilaté. Les ventricules sont en partie obstrués par un caillot fibrineux très adhérent aux piliers. Le ventricule droit est presque entièrement rempli par ce caillot qui obstrue la plus grande partie de l'orifice pulmonaire. L'aorte dans toute son étendue est pavée de plaques d'athérome extrêmement développées, ayant envahi les valvules sigmoïdes.

Obs. 22 (XIV personnelle). — *Aortite chronique.* — *Début de sclérose cardio-rénale.*

Col..., 52 ans. Pas d'antécédents pathologiques notables, sauf des bronchites, surtout l'hiver. Un peu d'éthylisme.

La maladie actuelle a débuté il y a deux ans par des accès de dyspnée le plus souvent nocturnes, par de la dyspnée d'effort et des palpitations L'état s'est aggravé depuis trois semaines et le malade s'est aperçu que ses jambes enflaient.

Examen à l'entrée (9 août 1901). — Dyspnée et polypnée. Œdème périmalléolaire et pretibial douloureux, assez marqué. Urines : un litre. Albumine en quantité. A l'auscultation, aucun signe thoracique pouvant expliquer la dyspnée. Au cœur. double souffle aortique ; souffle systolique doux à la pointe, galop méso-diastolique, pouls 120.

Traitement. — Régime lacté absolu. 3 litres. Théobromine : 2 grammes.

12 août. — Urines : 2 litres. Disparition presque totale de l'œdème et de la dyspnée. Diminution de l'albumine.

16 août. — Amélioration considérable. Le malade dort et respire bien. Les urines se maintiennent à 3 litres. Le galop, devenu présystolique, est très atténué ; les autres signes d'auscultation persistent.

Albumine : un gramme.

Septembre. — Régime lacté mitigé (pain et légumes). Théobromine : 2 grammes.

L'amélioration persiste.

1er octobre. — Même état. Cesser la théobromine. Toux sèche. quinteuse. sans signes thoraciques.

7 octobre. — La toux persiste. rebelle à toutes médications (opiacés, balsamiques). Les urines se maintiennent à 3 litres, sans théobromine. Le galop a presque entièrement disparu. Albumine : un gramme.

15 octobre. — Toux persistante. Dyspnée. Léger œdème pré

tibial. Urines : 1759 grammes. Galop très net. Double souffle rude à la base. Pouls : 101.

Traitement: Eau-de-vie allemande : 15 grammes.

Théobromine : un gramme.

18 octobre. — Urines : 2500. Disparition de l'œdème et de la dyspnée. La toux persiste. Rien aux poumons. Diminution du bruit de galop.

27 octobre. — Alimentation mixte. Cesser la théobromine.

Urines : 2 litres. Albumine : quelques centigrammes.

7 novembre. — Un peu de dyspnée.

Légère augmentation de l'albumine.

Théobromine : un gramme.

25 novembre. — L'amélioration a continué.

Le malade part en convalescence à Vincennes. A son départ : encore un peu d'essoufflement et de tachycardie (116). Pas d'œdème, pas d'albumine. A l'auscultation : galop à peine perceptible.

Le double souffle aortique n'a pas varié.

Le malade est mort *subitement* à Vincennes quelques jours après sa sortie de l'hôpital.

Obs. 23 (XV, personnelle). — *Dyspnée toxi-alimentaire chez un cardiaque valvulaire.*

Meu.... 35 ans. Entre pour étouffements, palpitations et œdème. La dyspnée est telle que l'on doit monter le malade sur un brancard. Rhumatisme articulaire, à 10 ans et à 12 ans. Il y a deux ans traité, salle Chauffard, par le régime lacté, pour essoufflement qui a vite disparu. Depuis six semaines, la dyspnée a reparu, et n'est améliorée par aucun traitement. (Ventouses, éther, KI). Œdème des jambes et urines diminuées depuis dix jours.

Examen à l'entrée (9 août 1901). — Œdème notable des membres inférieurs. Foie gros, douloureux. Cœur volumineux, pointe dans le septième espace. Souffle systolique doux à la pointe, souffle diastolique piaulant à la base. Rien aux poumons. Urines : 500 grammes. Albumine.

Traitement. Lait absolu. Théobromine : 1 gr. 50.

11 août. — Urines : 1 litre 1 2. Dyspnée et œdèmes très diminués.

13 août. — Urines : 3 litres. Très peu d'albumine. Œdème très peu accusé. Foie diminué, non douloureux.

Mêmes signes cardiaques. Dans la journée, le malade, très soulagé, descend au jardin (deux étages), s'y promène et remonte sans s'arrêter pour souffler.

Il part le lendemain, *14 août.*

Obs. 24 (XVI. personnelle). — *Sclérose cardio-rénale chez un cardiaque calculaire. Cachexie artérielle.*

Blan..., 44 ans, employé des postes. Entré pour dyspnée et œdème des jambes. Rhumatismes articulaires à 17 ans, à 33 ans et à 35 ans. Depuis six ans (dernière attaque de rhumatisme), étourdissements, vertiges, transpirations abondantes. Il y a un an, accès de palpitations, et crises d'étouffements, œdème des jambes, sensation de froid, qui l'ont obligé à interrompre son travail pendant six mois. Soigné salle Chauffard en novembre et décembre 1900. (Digitaline, 1 mmg. en cinq jours. Lait et théobromine). En cinq jours, disparition de l'œdème, de la dyspnée. Le sommeil est devenu possible autrement que dans un fauteuil. Jusqu'au mois de juin 1901, régime lacto-végétarien et théobromine. Bon état, travail possible. Depuis 15 jours, la dyspnée et l'œdème ont reparu.

Examen à l'entrée (11 juin 1901). Œdème des membres inférieurs. Lobe gauche du foie dur et douloureux. Râles sous-crépitants aux deux bases.

Cœur. Pointe bat fortement dans le septième espace.

Arythmie, tachycardie, galop, gros souffle diastolique à la base, propagé le long du sternum. Urines : 400 gr. Albumine massive.

Traitement : Lait absolu. Théobromine, 1 gr. 50. Lactose, 10 gr. Digitaline, X gouttes pendant cinq jours.

19 juin. — Urines, 1 litre 1/2. Œdème disparu, beaucoup moins de dyspnée. Sommeil.

27 juin. — Amélioration persistante, les urines se maintiennent entre 3 litres et 4 litres 500. On cesse la théobromine.

2 juillet. — Urines : 500 gr. Dyspnée, orthopnée, insomnie. Théobromine : 1 gramme.

6 juillet. — Urines : 4 litres 1/2. Disparition des signes précédents.

9 juillet. — Le malade ne peut prendre que 2 litres de lait : Urines : 2 litres.

12 juillet. — Cesser la théobromine. Digitaline, 50 gouttes.

13 juillet. — Œdème, dyspnée. *Arythmie.* Urines. 1 litre 1/2. Théobromine : 1 gr. 50.

15 juillet. — Urines : 3 litres. Œdème. Dyspnée et arythmie disparues.

22 juillet. — Le malade se sent beaucoup mieux et demande à sortir. Mêmes signes d'auscultation. Pas d'œdème. Albumine. Galop et tachycardie.

Troisième séjour à Necker. (1er octobre 1901) : Depuis quelques jours, l'état s'est aggravé ; oligurie, dyspnée. Insomnie, céphalée. Urines : 250 gr. Albumine.

Traitement : Lait absolu. Théobromine : 3 grammes.

6 octobre. — Urines : 3 litres. Sommeil. Oppression disparue. Cœur calmé.

12 octobre. — Urines : 1500 gr. malgré la théobromine. Tisane de chiendent nitré.

13 octobre. — Urines : 500 gr. Dyspnée, insomnie. Troubles gastriques.

14 octobre. — Théobromine, 3 gr.

15 octobre. — Urines : 2 litres 500. Sommeil.

16 octobre. — Arythmie palpitante. Œdème. Digitaline, dix gouttes pendant cinq jours.

21 octobre. — L'arythmie a diminué ; on entend un souffle systolique à la base. Le foie est gros et douloureux (ventouses scarifiées). Pas de sommeil. Dyspnée. Théobromine : un gramme.

23 octobre. — Le foie n'est plus douloureux. Sommeil. Urines : 3 litres.

29 octobre. — Alimentation mixte.

31 octobre. — Dyspnée. Insomnie. Foie gros et douloureux. Œdème des jambes. Lait absolu.

3 novembre. — Urines : 1 litre. On applique des bandes de Velpeau sur les jambes œdématiées.

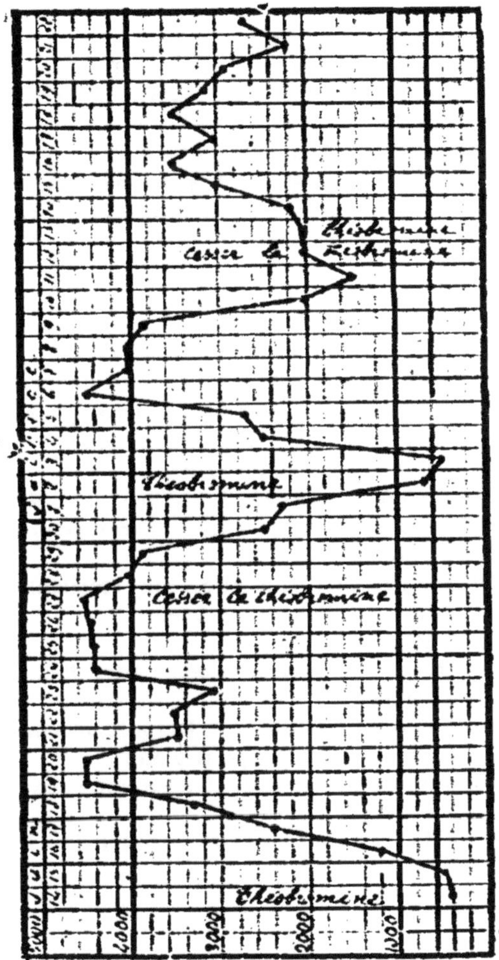

Courbe d'urines n° 1. — OBSERVATION 25.

6 novembre. — Urines : 2 litres 500. Œdème un peu diminué.

7 novembre. — Urines : 1 litre. Le malade est très amaigri. Sueurs abondantes, faiblesse extrême. Tachycardie (160). Palpitations. Le cœur et les artères battent avec violence. Albumine : 2 gr. 75.

9 novembre. — Digitaline : 50 gouttes.

10 novembre. — Pas de sommeil. Vomissements.

11 novembre. — Les urines tombent à 250 gr. Le malade découragé, extrêmement faible et dyspnéique, demande à sortir.

Le malade meurt chez lui le 1er décembre.

Obs. 25 (XVII, personnelle). — *Cardio-sclérose arythmique.*

Arm..... 65 ans, charretier. Entre pour dyspnée et barre épigastrique. Érysipèle à 30 ans. Depuis quelques années, dyspnée d'effort et pollakiurie nocturne.

Examen à l'entrée (4 mars 1902), œdème blanc et mou des membres inférieurs. Foie un peu gros. Cœur gros, arythmique. Pouls irrégulier.

Respiration emphysémateuse, râles sous-crépitants aux bases. Urines : 1 litre 1/2. Pas d'albumine.

Traitement. Régime lacté mixte.

7 mars. — Dyspnée diminuée. Œdème persistant. Urines : 2 litres. Théobromine : 3 grammes.

10 mars. — Urines : 3 litres 1/2. Dyspnée, œdème et barre épigastrique disparus. Arythmie persistante.

Les jours suivants, même état. Urines : entre deux et trois litres.

20 mars. — Le malade sort, très amélioré. Arythmie non modifiée.

Obs. 26 (XVIII, personnelle). — *Sclérose cardio-rénale.*

Erm.... 50 ans. Entre pour dyspnée et œdème apparus depuis six mois.

Examen à l'entrée (28 juin 1901). Jambes très enflées, visage bouffi. Cœur gros. Bruit de galop très net.

Traitement : Lait absolu. Théobromine : 1 gr. 50.

3 juillet. — Les urines sont montées de un litre à quatre litres. Œdème et dyspnée presque disparus.

10 juillet. — Régime lacté mitigé.

27 juillet. — Le malade a mangé en cachette. Reprise des symptômes du début.

Traitement : lait absolu. Théobromine, 2 grammes.

1 août. — Urines : quatre litres. Grande amélioration.

12 août. — Reprise des symptômes après alimentation ordinaire. Théobromine : 3 grammes. Lait absolu.

17 août. — Urines : 4 litres 500. Plus d'œdème ni de dyspnée. Le malade sort, très amélioré. Galop presque disparu.

Obs. 27 (XIX, personnelle). — *Sclérose cardio-renale.*

Mis.... 60 ans, cocher. Entre pour dyspnée d'effort, toux, expectoration sanglante et faiblesse. Pas de maladies antérieures. Pas d'éthylisme. A eu beaucoup de fatigue et de soucis. Malade depuis deux ans. Depuis un an, s'essouffle au moindre effort. Nous l'avons déjà soigné dans le service pour dyspnée et œdème, en juillet et en septembre. Chaque fois, après traitement par lait absolu et théobromine, amélioration rapide en huit jours ; le malade a pu reprendre son travail. Nouvelle rechute depuis une semaine.

Examen à l'entrée (26 décembre 1901). Anasarque. Facies rouge brique. Yeux brillants. Conjonctives subictériques. Œdème des bourses. Un peu d'ascite. Foie gros et douloureux. Râles fins aux deux bases : expectoration mousseuse, striée de filets de sang. Cœur : matité augmentée. Pointe non perceptible. Galop. Urines rares : 1 litre 1/2, pas d'albumine.

Traitement : Lait absolu. Théobromine : 1 gr.

28 décembre. — Urines : cinq litres et demi. Œdème et dyspnée disparus. Le malade se lève et marche sans être essoufflé.

7 janvier. — Très bon état. Pas de galop. Régime mixte.

11 janvier. — Urines : un litre. Lait absolu.

12 janvier. — Urines : trois litres.

13 janvier. — Suppression de la théobromine.

16 janvier. — Urines : 500 grammes. Oppression et insomnie, malgré le régime lacté. Théobromine : 2 grammes.

18 janvier. — Urines : 3 litres. Dyspnée disparue.

21 janvier. — Urines : 4 litres. Même état. On donne à la place de la théobromine, un gramme d'agurine.

28 janvier. — Urines : 1 litre. Oppression considérable, ainsi que les jours suivants. Œdème, subictère, galop, insomnie.

4 février. — Théobromine : 2 grammes.

6 février. — Urines : 3 litres. Oppression disparue.

10 février. — Urines : 5 litres 1/2. Disparition de l'œdème et de la teinte subictérique. Sommeil.

Les jours suivants, jusqu'au 21 février, date de la sortie, le malade respire bien. Il peut monter deux étages sans s'arrêter et sans être essoufflé.

A la sortie : léger galop présystolique. Pas d'œdèmes, pas d'albumine.

Chez ce malade, le régime lacté seul était impuissant à combattre les accidents. Le malade n'était bien que lorsque sa diurèse se maintenait à trois litres, et la théobromine seule arrivait à produire ce résultat.

(Voir la courbe d'urines, page 147).

OBSERVATIONS

de la consultation de M. le docteur Huchard, à l'hôpital Necker (amphithéâtre Laënnec).

Le registre des observations de l'amphithéâtre Laënnec (consultation de M. Huchard) contient actuellement (avril 1902) 1.020 observations recueillies depuis février 1896.

Nous avons relevé, dans ce registre, tout ce qui a trait aux maladies organiques du cœur, et avons trouvé les résultats suivants :

Sur 573 hommes atteints de maladies diverses, 261

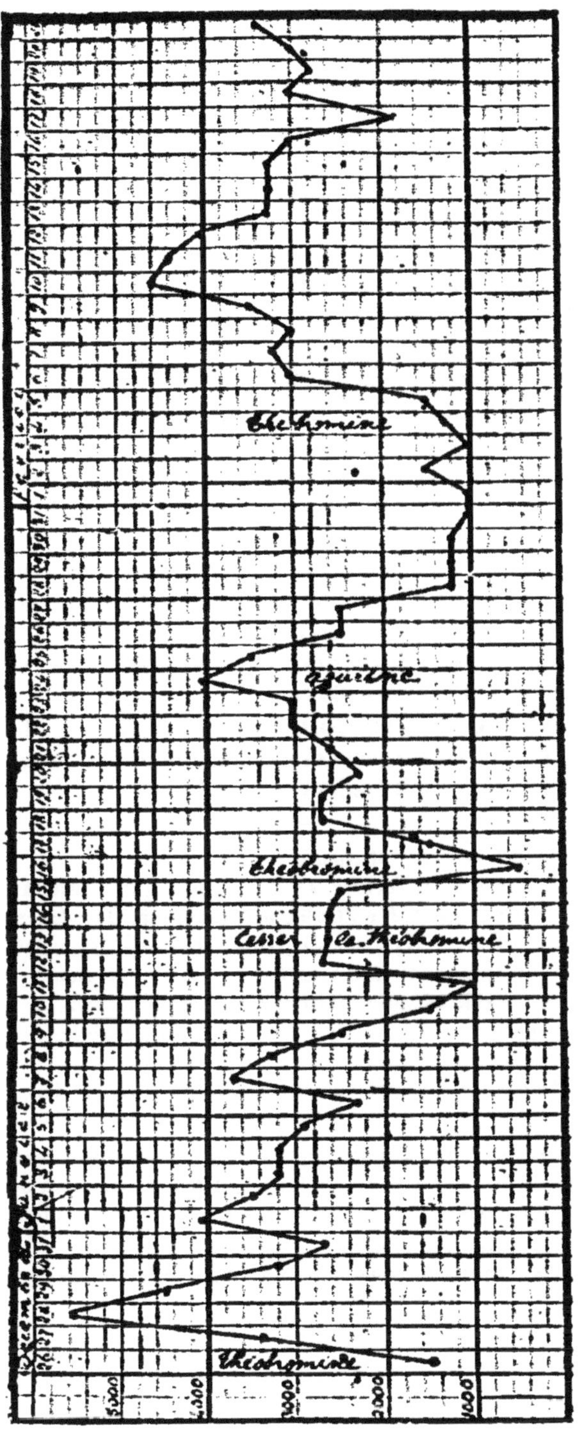

théobromine
azurine
théobromine
cesse la théobromine
théobromicide

présentaient des cardiopathies organiques qui se décomposent en :

183 cardiopathies artérielles, soit 70 °/₀ ;

81 cardiopathies valvulaires, soit 30 °/₀.

Sur 117 femmes, 183 étaient atteintes de cardiopathies organiques, dont :

87 cardiopathies artérielles, soit 47,5 °/₀ ;

96 cardiopathies valvulaires, soit 52,5 °/₀.

Chez les femmes, les cardiopathies artérielles sont donc un peu moins fréquentes que les autres ; chez l'homme, elles sont au contraire deux fois plus nombreuses. Ce fait tient certainement à une hygiène alimentaire plus défectueuse chez l'homme, ainsi qu'à la fréquence plus grande du surmenage physique ou intellectuel, de la syphilis, du tabagisme et de l'alcoolisme.

Mais, au total, les cardiopathies artérielles sont encore les plus nombreuses (60 °/₀).

Nous avons choisi, parmi ces observations, celles qui ont pu être suivies assez longtemps pour que le résultat thérapeutique soit évident (1).

Obs. 28. — *Sclérose cardio-rénale. Coronarite.*

C..., 60 ans (*9 février 1896*). Depuis quatre ans dyspnée d'effort et nocturne. *Ex.*: Galop présystolique. *Tr.*: Lait absolu.

16 février. — Dyspnée disparue. Sommeil. On n'entend le galop qu'après avoir fait marcher le malade. Douleurs précordiales, survenant après effort. *Tr.* : Régime mixte.

25 février — Pas de dyspnée ni de galop, mais les douleurs persistent.

22 mars. — L'oppression a tout à fait disparu. (H H.)

Obs. 29. — *Cardio-sclérose arythm.* — *Dyspnée toxi-alim.*

T..., 63 ans (*février 1896*). Dyspnée d'effort, qui a déjà été très améliorée par le régime lacté. *Ex.* : Arythmie prononcée.

(1) Les chiffres et les lettres (H. F.) qui suivent chaque observation indiquent le registre (hommes ou femmes) et le numéro de l'observation dans chaque registre.

Pas de galop. Pas d'albumine. *Tr.* : Régime lacto végétarien.
Mars. — Pas de dyspnée. Arythmie. (37. H.)

Ons. 30. — *Aortite chronique. Arythmie.*

T..., 63 ans *(février 1896)*. Dyspnée d'effort et nocturne. *Ex.* :
Élévation des sous-clav. Retentissement diastolique. Arythmie.
Œdème. *Tr.* : Régime lacté.
Mars. — Dyspnée et œdème disparus. (39 H.).

Obs. 31. — *Aortite chronique. Sclérose cardio-rénale.*

B.... 57 ans *(19 mai 1896)*. Depuis deux ans dyspnée d'effort
qui est devenue permanente. Insomnie depuis 15 jours. *Ex.* :
Galop. Retentissement diastolique. Un peu d'albumine. *Tr.* :
Lait exclusif.
26 mai. — Râles à la base gauche. Lait et lactose.
Juin 1896. — Dyspnée diminuée. Régime mixte.
Novembre 1896. — Douleurs précordiales provoquées par la
marche.
Janvier 1899. — Le régime a fait disparaître la dyspnée.
Mais celle-ci est revenue depuis quinze jours. *Ex.* : Élévation
des sous clav. Retentissement clangoreux. Galop.
21 janvier. — Moins de dyspnée. Mêmes signes. Régime
lacté mitigé. (70 H.)

Obs. 32. — *Sclérose cardio-rénale.*

B..., 63 ans *(12 mai 1896)*. Depuis quatre ans dyspnée d'effort
et violents accès d'oppression nocturne. *Ex.* : Tachycardie.
Retentissement diastolique léger. Bruit de trot. *Tr.* : Lait
exclusif. Théobr.
26 mai. — Amélioration fonctionnelle, moins de dyspnée
mois tachycardie. *Tr.* : Lait. Lactose.
Juin 1896. — L'oppression a reparu. Mêmes signes.
Octobre 1896. — Essoufflement atténué par le régime.
Janvier 1899. — Début d'aortite. Retentissement diastolique
clangoreux. (68 H.)

Obs. 33. — *Cardio-sclerose arythmique.*

L..., 79 ans (oct. 1897). Depuis avril dyspnée d'effort et nocturne. Ne peut dormir dans son lit. A employé en vain les hypnotiques. Mis au régime lacté depuis trois mois, respire mieux. A pris récemment de la digitale. *Ex.* : Arythmie rythmée (rythme couplé du cœur). Retentissement diastolique. Elévation des sous clav. Athérome. Œdème prétibial. *Tr.* : Lait. Théobr.

Novembre 1897. — Le malade respire bien et dort bien dans son lit. (147 II.)

Obs. 34. — *Dyspnée toxi-alimentaire.*

D..., 40 ans (oct. 1898). Depuis deux ans et demi, oppression et insomnie qui cèdent d'ordinaire au régime lacté. *Ex.* : Galop très net. *Tr.* : Lait exclusif.

Décembre 1898. — Galop méso-diastolique.

Janvier 1899. — Galop très accusé. Dyspnée modérée.

Février 1899. — Tachycardie diminuée ainsi que le galop et la dyspnée.

Mai 1899. — Ne dort pas. Galop manifeste. (196 II.)

Obs. 35. — *Aortite chronique. Sténocardie coronarienne.*

C..., 41 ans (noc. 1899). Depuis sept mois crises violentes d'oppression et douleur précordiale provoquée par la marche. *Ex.* : Double souffle à la base. *Tr.* : Lait. Théobromine. Trinitrine.

Décembre 1899. — Dyspnée diminuée par le régime. (280 II.)

Obs. 26. — *Aortite chronique.* — *Dyspnée toxi-alimentaire.*

M..., 67 ans (*Novembre 1899*). Depuis cinq mois palpitations et oppression continuelles. *Ex.* : Fort souffle systol. à la base, léger souffle à la pointe. Œdème. Albumine. *Tr.* : Lait. Théobromine.

Décembre 1899. — Insomnie et douleurs précordiales la nuit.

Janvier 1900. — Moins d'oppression, pas d'albumine.

1er février 1900. — Beaucoup moins de dyspnée. Sommeil.

9 février. — Même état, pas d'œdème. L'oppression était revenue après écarts alimentaires. (283 H.)

Obs. 37. — *Sclérose cardio-rénale.*

B..., 17 ans (*Janvier 1900*). Dyspnée d'effort et nocturne paroxystique. *Ex.*: Œdème. Pas d'albumine. Galop. Bruits du cœur sourds. *Tr.* : Lait absolu. Théobromine.

Mai 1900. — Amélioré d'abord, le malade suit depuis quinze jours le régime mixte, et va moins bien. *Ex.* : Mêmes signes. *Tr.* : Lait absolu et théobromine.

Février 1901. — Moins de dyspnée. Mêmes signes d'auscultation.

Juin 1901. — Amélioration. Pas de bruit de galop. (295 H.)

Obs. 38. — *Cardio-sclérose arythmique.*

F..., 40 ans (*Janvier 1900*). Depuis un an, palpitations, dyspnée d'effort. *Ex.*: Arythmie. Pas d'albumine. *Tr.*: Lait. Théobromine.

Février 1900. — Dyspnée diminuée.

Mars 1900. — Pas de dyspnée, pas de galop. Arythmie presque disparue.

Juin 1900. — L'amélioration persiste. *Ex.* : Régime mixte. (296 H.)

Obs. 39. — *Aortite chronique. — Dyspnée toxi-alimentaire.*

H..., 50 ans (*Octobre 1900*). Dyspnée d'effort et nocturne. *Ex.* : Double souffle à la base. Élévation des sous-clavières. Œdème prétibial. Albumine. *Tr.* : Lait. Théobromine.

Novembre 1900. — Pas d'amélioration. Tendance à l'allorythmie.

Juin 1901. — Amélioration notable. Pas de dyspnée.

Octobre 1901. — Même état. (361 H.)

— 152 —

Obs. 10. — *Dyspnée toxi-alimentaire.*

C..., 41 ans (*Novembre 1900*). Depuis 3 mois dyspnée d'effort et dyspnée paroxystique nocturne. Mangeur de viande. *Ex.* : Galop. Un peu d'albumine. *Tr.* : Lait. Théobromine.

Décembre 1900. -- Beaucoup moins de dyspnée. (380 H.)

Obs. 11. — *Dyspnée toxi-alimentaire*

T..., 12 ans (*Février 1901*). Depuis 2 ans dyspnée d'effort et nocturne. Insomnie. *Ex.* : Galop. Œdème. Pas d'albumine. *Tr.* : Lait. Théobromine.

Mai 1901. — Le malade respire et dort. Œdème disparu. Le galop n'apparaît que provoqué par la marche. (100 H.)

Obs. 12. — *Dyspnée toxi-alimentaire.*

D..., 67 ans (*Avril 1901*). Depuis 6 mois, dyspnée progressive. *Ex.* : Pouls serré. Battements sourds. *Tr.* : Lait. Théobromine.

Juin 1901. — Peu d'amélioration. Retentissement clangoreux. Galop.

Octobre 1901. — Moins de dyspnée. Sensation de galop.

Novembre 1901. — Après 8 jours de régime ordinaire, grands accès de dyspnée qui ont disparu, le malade s'étant mis lui-même au régime lacté. *Ex.* : Retentissement diastol.

Janvier 1902. — Amélioration persistante. Sensation de galop.

Avril 1902. — Pas de tachycardie. Léger galop. Depuis 45 jours, le malade suit le régime lacté mixte sans avoir de dyspnée. (110 H.)

Obs. 43. — *Dyspnée toxi-alimentaire.*

G..., 41 ans (*Janvier 1901*). Depuis 3 ans dyspnée d'effort et nocturne. *Ex.* : Galop. Retentissement diastol. Pas d'albumine. *Tr.* : Lait. Théobromine.

Mars 1901. — Amélioration. Moins de dyspnée.

Mai 1901. — Galop disparu.

5 novembre 1901. — Après hémorrhagies intestinales : Tachycardie. Léger souffle systol. à la pointe. Battements sourds. Sensation de galop. Pas d'œdème.

Janvier 1902. — Après reprise du régime carné, les accès d'oppression reparaissent. Galop. Albumine. *Tr.* : Lait absolu. Théobromine.

Février 1902. — Dyspnée presque disparue. Après un écart alimentaire (*16 février*), dyspnée le soir et le lendemain. (112 II.)

OBS. 44. — *Dypnée toxi-alimentaire* (1).

D..., 42 ans (*Février 1901*). Depuis 4 ans, crises d'oppression diurnes (après effort) et nocturnes. *Ex.* : Pouls plein (100). Galop. *Tr.* : Lait. Théobromine.

8 mars 1901. — Moins de dyspnée. Retentissement diastolique.

15 mars. — Dyspnée et galop disparus. (118 II.)

OBS. 45. — *Dyspnée toxi-alimentaire.*

M..., 70 ans (*Avril 1901*). Dyspnée d'effort. *Ex.* : Artères dures. Léger retentissement diastol. Léger galop. Pas d'albumine.

Tr. : Lait. Théobromine.

Octobre 1901. — Galop disparu. Malade très amélioré. (459 II.)

OBS. 46. — *Sclérose cardio-rénale.*

E..., 39 ans (*Oct. 1901*). Depuis six mois beaucoup de dyspnée et albumine. Déjà amélioré par le régime lacté. Mais respire encore mal. *Ex.* : Galop très accusé (cheval emporté). Tachycardie. Albumine. *Tr.* : Lait. Théobromine.

2 décembre 1901. — Galop persistant mésodiastol. Pas l'albumine.

27 décembre. — Cœur calmé. Le galop tend à devenir présystolique.

(1) Recueillie par M. le Dr Caramano.

7 février 1902. — Beaucoup d'albumine. Dyspnée d'effort. Œdème marqué des jambes et de l'abdomen.

11 mars 1902. — Le malade a reçu six injections, une de 2 cc. tous les deux jours, de *sérum de Trunecek.* Après chaque injection, sentiment de lassitude qui dure jusqu'au soir. Pas d'amélioration. Malgré régime lacté absolu et théobromine (1. 50), oppression, œdème considérable, urines rares (1 litre) avec beaucoup d'albumine et d'indican. Alors on prescrit 20 grammes d'eau-de-vie allemande. Les jours suivants, grande amélioration. La diurèse théobromique se rétablit (3 litres). Plus d'albumine ni d'indican. Oppression très amendée : peut monter deux étages sans s'arrêter. L'œdème et la tachycardie persistent. Galop très atténué. (521.II.)

Obs. 47. — *Dyspnée toxi-alimentaire. — Coronarite* (1).

F..., 59 ans (*Décembre 1901*). Dyspnée d'effort. Douleur précordiale consécutive aux efforts. *Ex.* : Galop. Retentissement diastol. Souffle syst. mitral. Albumine. *Tr.* : Lait. Théobromine. Trinitrine.

24 janvier 1902. — Oppression et albumine disparues. (519.II.)

Obs. 48. — *Dyspnée toxi alimentaire* (1).

R..., 39 ans (*Janvier 1902*). Graveleux. Depuis trois mois dyspnée d'effort et nocturne. *Ex.* : Tachycardie. Galop. *Tr.* : Lait. Théobromine.

31 janvier. — La dyspnée et le galop ont presque disparu. Moins de tachycardie.

11 mars 1902. — L'amélioration s'accentue.

25 mars. — Oppression revenue depuis six jours. *Ex.* : Retentissement diastol. très marqué. Ébauche de galop. Quelques faux pas du cœur (555.II.)

Obs. 49. — *Aortite chronique.*

L.... 62 ans (*2 février 1902*). Dyspnée d'effort et nocturne. *Ex.* : Retentissement diastol. clangoreux. Œdème des mem-

(1) Obs. recueillies par M. le D' Caramano.

bres inférieurs. *Tr* : Régime lacto-végétarien. Théobromine.

25 février. — Respire et dort mieux. Pas de tachycardie. Pas d'albumine. Œdème persistant.

Mars 1902. — Le malade va beaucoup mieux. (561 H.)

OBS. 50. — *Aortite subaiguë. Souffle mitral fonctionnel.*

Mme M..., 54 ans (*Février 1896*). Depuis 10 mois, douleurs précordiales, palpitations, oppression. *Ex.* : Pouls serré, régulier. Retentissement diastol. clangoreux s'entendant jusque dans le dos. Souffle systoliqueà la pointe. Pas d'alb. : *Tr.* : Lait. régime lacto-végétarien, iodures.

Mars 1896. — Oppression disparue. Douleurs précordiales persistantes. (1 F.)

OBS. 51. — *Aortite. sclérose cardio-rénale.*

Mme M...,52 ans (*Février 1896*). Oppression en marchant. depuis dix ans. *Ex.* : Pouls serré (136). Retentissement diastol, pas de galop. *Tr.* : Lait. Théobromine.

14 avril 1896. — La dyspnée a diminué. Battements du cœur sourds. Léger galop. Pouls, 101 : Le lait provoque de la diarrhée.

22 avril. — Pas de dyspnée d'effort ni nocturne. Galop.

Février 1897. -- Grande amélioration. Pas de dyspnée. On n'entend le galop qu'après la marche.

Avril 1897. — Même état : Pas de galop. Retentiss. clangoreux. (35 F.)

OBS. 52. — *Aortite subaiguë.*

Mme M..., 43 ans (*Février 1896*). Douleurs précordiales *Ex.* : Léger retentiss. diastol. *Tr.* : Lait absolu.

Mars 1896. — Mêmes signes d'auscult. Les douleurs ont disparu. (13 F.)

OBS. 53. — *Cardio sclérose tachy-arythmique.*

Mme D..., 54ans (Avril 1899). Depuis six mois crises d'étouffements et de palpitations provoquées par l'effort. Barre épigastrique. *Ex.* : Arythmie. Tachycardie. Polypnée. Pas d'alb. Souffle diastolique. *Tr.* : Lait. Régime alimentaire.

Mars 1900. — Dyspnée très diminuée. Tachy-arythmie persistante.

Mai 1900. — Même état. (201 F.)

Obs. 54. — *Cardio-sclérose arythmique.*

Mme G..., 40 ans (Février 1900). Depuis un an, palpitations et dyspnée d'effort. *Ex.* : Arythmie en coups de bouloir.

Dédoublement du deuxième bruit. *Tr.* Lait, théobr.

Mars 1900. — Amélioration. Dédoublement disparu. (248 F.)

Obs. 55. — *Cardio-sclérose arythmique.*

Mme T..., 63 ans. *(Juin 1900).* Dyspnée d'effort. *Ex.* : Arythmie. Tachycardie. Œdème. Pas d'albumine. — *Tr.* : Lait, théobr.

Septembre 1900. — La malade respire et dort bien. Œdème disparu.

Novembre 1900. — Même état. Elévation de la sous-clavière gauche.

Retentissement diastolique. (270 F.)

Obs. 56. — *Cardio-sclérose arythmique.*

Mme B..., 60 ans *(oct. 1900).* Depuis deux ans dyspnée d'effort, palpitations et œdème des membres inférieurs. — *Ex.* : Arythmie. Tachycardie. Retentiss. diastol. Pas d'œdème. — *Tr.* : Lait et régime alimentaire.

Novembre 1900. — Moins de dyspnée. Pas d'albumine.

Janvier 1901. — Dyspnée continuelle. Tachy-arythmie avec tendance à l'allorythmie. Pouls serré. — *Tr.* : Lait absolu.

Juin 1901. — Dyspnée disparue. Arythmie. (286 F.)

Obs. 57. — *Dyspnée toxi-alimentaire.*

Mme P..., 56 ans *(Févr. 1901.)* Depuis deux ans dyspnée

d'effort et douleurs précordiales. *Ex.* : Tachycardie, pas de galop. Léger œdème prétibial. *Tr.* : Lait. théobr.

Mars 1901. — Beaucoup d'amélioration. Pas d'albumine.

Mars 1902. — L'amélioration persiste. (329 F.)

Obs. 58. — *Aortite chronique.*

Mme D..., 52 ans. *(Nov. 1901).* Palpitation et étouffements. *Ex.* : Tachycardie. Retentissement diastol. Elévation des sous-clav. *Tr.* : Lait, théobr.

Mars 1902. Dyspnée très diminuée. (416 F.)

Obs. 59. — *Dyspnée toxi-alimentaire.*

Mme F...,55 ans. *(Janv. 1902).* Dyspnée d'effort et paroxystique. *Ex.* : Pouls serré. Tachycardie. Retentiss. diastol., œdème, pas d'alb. *Tr.* : Lait, théobr.

Février 1902. — Le régime lacté intégral fait seul disparaitre la dyspnée qui revient si la malade se met au régime mixte. (123 F.)

OBSERVATIONS

De la consultation privée de M. le docteur Huchard

M. Huchard, avec une confiance qui nous honore, a bien voulu mettre à notre disposition le registre des observations de sa consultation privée. Nous avons puisé largement dans ce recueil de documents, d'une richesse inappréciable (7.216 observations). Encore avons-nous dû laisser de côté, à notre grand regret, 2500 d'entre elles, non cataloguées.

Notre choix a porté sur :

233 cardio-scléroses à forme arythmique, tachycardique ou myo-valvulaire,

302 aortites chroniques ;

233 préscléroses et dyspnées toxi-alimentaires.

Nous avons surtout choisi les observations qui, longtemps suivies, montrent le mieux la persistance des résultats thérapeutiques.

CARDIO-SCLÉROSES A FORME ARTYHMIQUE

OBS. 60. — R..., 55 ans. Malade depuis un an (*mars 1896*). Dyspnée.. — *Ex.* : Retentiss. diastol. base. Irrégularités cardiaques. Traces d'albumine. — *Tr.* : Régime lacto-végétarien.

Août 1896. — Disparition de la dyspnée. Persistance des irrégularités cardiaques (670).

OBS. 61. — Mme de F..., 60 ans (*juin 1896*), œdème des membres inférieurs depuis trois ans, « bronchites » et étouffements continuels. — *Ex.* : Souffle mitro-aortique, pouls lent et légère arythmie. — *Tr.* : Régime lacto-végétarien.

Octobre 1896. — Oppression disparue. Œdème persistant.

Février 1897. — Pas d'oppression. — *Ex.* : Pouls bigéminé (la malade ne peut pas supporter la digitale). *Tr.* : Lait, théobromine.

Décembre 1897. — Amélioration persistante. Même traitement.

Juillet 1898. — Un peu d'oppression. — *Ex.* : Souffle systolique à la base. Pas d'albumine. Un peu d'œdème des jambes (820.)

OBS. 62. — Mme M..., 49 ans. (*Juillet 1896.*) Depuis sept ans, battements de cœur; depuis trois mois insomnie, oppression en marchant et œdème périphérique. — *Ex.* : Arythmie, retentissement clangoreux à la base, œdème périphérique, un peu d'alb. — *Tr.* : Régime lacto-végétarien, théobromine.

Au quatrième jour du traitement, disparition de la dyspnée, de l'insomnie, de l'albumine. Arythmie persistante (877).

OBS. 63. — M...., 45 ans. *Octobre 1896.*) Depuis deux ans, dyspnée d'effort et palpitations douloureuses. La digitaline ne

le soulage pas et donne des maux d'estomac. — *Ex.* : Arythmie
rythmée. Traces d'albumine. — *Tr.* : lait, théobr.

Janvier 1897. — Arythmie stationnaire. Oppression disparue. (961).

———

OBS. 64. — G..., 56 ans (*9 avril 1897.*) Aurait de l'arythmie
depuis l'âge de 18 ans. Depuis un mois, accès d'oppression. Pas
d'albumine. A été soigné par régime sec et carné. *Ex.* : tachy-
arythmie très prononcée. *Tr.* : lait, théobromine.

30 avril. — Au bout de deux jours de traitement, disparition
des accès dyspnéiques. Sommeil. Arythmie non modifiée.

10 juin 1897. — Oppression stationnaire. Délire cardiaque.
Tr. : lait exclusif pendant trois semaines et 1 gr. 50 de théobromine.

30 juin. — Le malade a pris sans succès de la digitaline qui
ne calme ni l'arythmie, ni l'oppression. Celle-ci disparait avec
la théobromine.

Février 1898. — Dégoût et intolérance pour le régime lacté.
Tr. : régime lacté mitigé avec théobromine : l'arythmie persiste.

Juillet 1898. — Peu d'oppression. Arythmie palpitante très
accusée, malgré l'emploi de la digitaline.

Juin 1900. — Étouffements revenus depuis six semaines.
Même traitement.

Novembre 1900. — A eu un accès d'œdème aigu du poumon. Actuellement, va aussi bien que possible (1235).

———

OBS. 65. — S..., 45 ans (*13 mai 1896*). Ancien alcoolique.
Dyspnée depuis quelques mois et vagues douleurs précordiales.
Un peu d'albumine. *Ex.* : arythmie très accusée et retentissement diastolique à la base. Pas d'œdème, pas de congestion
pulmonaire. *Tr.* : régime lacto-végétarien. Théobromine. Massage.

18 mai. — Arythmie persistante. Dyspnée améliorée mais
non disparue. *Tr.* : régime lacté absolu.

23 mai. — Sous l'influence du régime lacté, délire probablement alcoolique. Mais l'oppression a presque disparu. L'a-
rythmie persiste, mais le cœur est calmé (1885).

Obs. 66. — Q..., 53 ans (*octobre 1898*). Depuis quatre mois, irrégularités cardiaques et oppression. A été traité par lait et théobromine. Disparition de la dyspnée, et sommeil.

Ex. : Arythmie palpitante, retentissement diastolique. Pas de galop. pas d'albumine. *Tr.* : rénal et gastrique.

Juin 1899. — Beaucoup moins d'oppression et d'arythmie.

Mars 1900. — Moins d'oppression et d'arythmie. Souffle systolique très net à la pointe (5132).

Obs. 67. — Mme B..., 60 ans, (*2 février 1898*). Depuis cinq mois : Palpitations, dyspnée d'effort, accès de dyspnée nocturne, œdème des jambes, albumine. *Ex.* : Arythmie très accusée avec élévation des sous-clavières. Œdème mou. La malade a pris sans succès : digitale. bromure. iodure. *Tr.* : lait, théobr.

16 mars. — A uriné beaucoup. Disparition de l'albumine. de l'œdème, de l'insomnie, de la dyspnée. Moins d'arythmie.

21 novembre. — Après régime mixte, l'oppression revient un peu. Albumine : 1 gramme. arythmie accusée. œdème marqué.

28 novembre. — La digitale a calmé le cœur sans faire uriner (action dissociée). La théobromine a fait disparaître la dyspnée et l'œdème (5170).

Obs. 68. — De M..., 56 ans (*Janvier 1899*). Depuis deux ans, un peu d'oppression en marchant. Pas d'albumine.

Ex. : Un peu d'arythmie et de retentissement diastol. (Prend souvent sans succès de la digitale.) *Tr.* : Deux périodes de lait absolu par mois (5 jours), deux périodes de régime mixte avec théobromine.

Avril 1899. — Malade très amélioré, surtout pendant les périodes de lait absolu. Rien de changé au cœur.

Juin. — L'arythmie persiste.

Novembre. — Mêmes signes cardiaques. Le malade respire moins bien quand il n'est pas au régime lacté : il s'y met lui-même (5238).

Obs. 69. — H.... 45 ans (*Mars 1899*). Depuis un an, étouffements en marchant. *Ex.* : Obésité, pas d'œdème. Arythmie. *Tr.* : Lait et théobromine.

Décembre 1899. — Oppression disparue. Arythmie non modifiée (5.335).

Obs. 70. — Mme J..., 57 ans (*14 février 1899*). Depuis trois ans dyspnée paroxystique. *Ex.* : Albumine 0.30 cgr. Retentissement diastol. clangoreux. Arythmie. Œdème des membres inférieurs.

Tr. : Lait. Théobromine.

17 février. — La dyspnée a entièrement disparu.

21 mars. — Œdème. Très légère oppression. Albumine disparue. Arythmie non modifiée (5.370).

Obs. 71. — B..., 50 ans (*17 mars 1899*). Depuis trois ans tachycardie, insomnie, beaucoup d'oppression. *Ex.* : Arythmie, tendance à l'allorythmie, retentissement diastol. *Tr.* : Lait et régime végétarien. Théobromine.

Juillet 1899. — Dyspnée disparue. Battements du cœur sourds. Arythmie. Bruit de galop provoqué par la marche.

Septembre. — Le malade respire bien. Mêmes signes d'auscultation. Râles sous-crépitants aux deux bases.

Décembre. — Excellent état. Sommeil, pas de dyspnée, pas de galop ni d'œdème.

Janvier 1900. — Galop revenu, mais pas d'oppression.

Février. — Tachycardie, léger galop, un peu d'œdème, pas de dyspnée.

Mai. — A été mis quinze jours au lait absolu. *Ex.* : Pas de dyspnée. Arythmie sans galop.

Juin. — Très bon état. Un peu de galop sans arythmie.

Novembre. — Le galop n'existe qu'après la course. Pas d'œdème. Pas de tachycardie au repos (5.861).

Obs. 72. — A.... 58 ans (*Avril 1899*). Depuis un an arythmie consciente, oppression en marchant et la nuit. *Ex.* : Aryth-

mie, tendance à l'allorythmie. retentissement diastol. *Tr.* :
Lait. Théobromine (10 jours par mois, lait exclusif).

Janvier 1902. — Respiration bien meilleure. Le malade
monte un escalier, marche vite sans essoufflement (5396).

Obs. 73. — Mme R..., 60 ans (*Septembre 1899*. Accès de
dyspnée la nuit. Œdème des membres inférieurs. Pas d'albumine. *Ex.* : Arythmie rythmée sans tachycardie. *Tr.* : Lait.
Théobromine.

Novembre 1899. — Amélioration considérable. Dyspnée et
œdème disparus. Arythmie non modifiée (5638).

Obs. 74. — Mme V..., 55 ans (*Novembre 1899*). Depuis un
an palpitations et oppression. *Ex.* : Un peu d'œdème, arythmie accusée. *Tr.* : Régime alimentaire et théobromine.

Février 1900. — N'a suivi le traitement que pendant un
mois, et ne va pas mieux. Albumine. 0,50. Un peu d'œdème.
Arythmie persistante. La malade « respire beaucoup moins
bien quand elle a été obligée de manger au restaurant ». *Tr.* :
Lait absolu une semaine sur deux. Théobromine.

Juin. — Oppression, œdème et arythmie persistants.

Septembre. — Oppression et œdème très diminués. Toujours
arythmie.

Novembre. — Grande amélioration. Sommeil. Plus de dyspnée. Œdème très diminué. Alb. : 0,32.

Mars 1901. — Amélioration persistante. Alb. : 0,24. *Tr.* :
4 jours de régime lacté 2 fois par mois. Théobr. : 1 gr. 50.

Juin. — Oppression presque disparue, ainsi que l'œdème,
arythmie persistante.

Octobre. — Même état (5663).

Obs. 75. — L.... 58 ans (*13 novembre 1899*. Depuis 2 ans
oppression, nuits mauvaises. Mange beaucoup de viande.

Ex. : Arythmie rythmée très accusée, très peu d'œdème.
Tr. : Lait et théobr.

29 novembre. — A été « débarrassé de tout et a dormi » la

première nuit après le début du régime lacté. *Tr.* : lait exclusif pendant 5 jours 2 fois par mois.

Février 1900. — Va beaucoup mieux (5679).

Obs. 76. — A..., 18 ans (*novembre 1899*). Palpitations, essoufflement. *Ex.* : œdème des membres inf. Arythmie très accusée, souffle systolique. A été soigné au régime carné. *Tr.* : Lait. Régime alim. Théobromine.

Janvier 1900. — La dyspnée a disparu. Persistance de l'œdème, du souffle syst. à la pointe, de la tachy-arythmie.

Mars 1900. — Même état (5700).

Obs. 77. — D..., 66 ans (*2 juin 1900*). Beaucoup d'oppression surtout depuis un mois. *Ex.*: Œdème dur. Cœur arythmique. *Tr.*: Lait. Régime. Théobr.

18 juin 1900. — Oppression et œdème disparus. Arythmie non modifiée (5913).

Obs. 78. — D.... 60 ans (*décembre 1899*). Depuis 3 ans oppression. *Ex.*: Galop. Arythmie. Œdème, un peu d'alb. *Tr.* : Régime lacto-végét. Théobr.

Juillet 1900. — Oppression et œdème disparus. Arythmie toujours très accusée (5988).

Obs. 79. — Mme G..., 50 ans (*octobre 1900*). Oppression en marchant. Insomnie. A été soignée pour affection mitrale, aortique, gastrique ; jamais on n'a ordonné de lait. *Ex.*: arythmie, ralentissement diastolique, un peu d'œdème prétibial. *Tr.* : Lait et Théobr.

Décembre 1900. — Beaucoup moins d'oppression. Arythmie.

Mai 1901 : Même état (6300).

Obs. 80. — L.... 65 ans (*janvier 1901*). Depuis 6 mois, respire difficilement. *Ex.* : arythmie un peu rythmée. Souffle serratique de la pointe. Œdème des membres inférieurs.

Tr. Lait absolu. Théobr.

Février 1901. — Dès le lendemain du traitement, respirait très bien. OEdème disparu. Rien aux poumons. Arythmie persistante. *Tr.* : Régime lacté mitigé (6271).

Obs. 81. — Mme B..., 61 ans (*octobre 1901*). Oppression et insomnie depuis 15 ans, mais surtout cette année. Un peu d'albumine. *Ex.*: Arythmie rythmée (rythme couplé). œdème prétibial. *Tr.* : Lait et Théobromine.

Novembre 1901. — Respire beaucoup mieux. Dort. Se trouve « dans un autre monde ». Arythmie rythmée et œdème persistants (6127).

Obs. 82. — D..., 63 ans (*octobre 1901*). Depuis 4 mois enflure des jambes et dyspnée. *Ex.* : Arythmie. *Tr.* : lait, théobr.

Novembre 1901. — Beaucoup moins d'oppression et peu d'œdème, arythmie persistante. Peut-être prolongement du deuxième bruit (6359).

Obs. 83. — L..., 51 ans (*novembre 1901*). Depuis 2 mois, dyspnée paroxystique. *Ex.* : Arythmie et retentissement diastolique. *Tr.* : Régime lacté exclusif. Théobr. et carb. de lithine.

Décembre 1901. — Grande amélioration. Respire bien. Toujours mêmes symptômes d'auscultation. *Tr.* Lait absolu trois jours par semaine. Trinitrine et théobr.

Mars 1902. — Respire bien. Pas d'albumine (7015).

Obs. 84. — Mme F..., 69 ans (*nov. 1901*). Depuis un an oppression surtout par la marche. *Ex.* : Arythmie, un peu d'œdème, pas d'albumine. *Tr.* : Lait, théobr.

Décembre 1901. — Grande amélioration. Dort, marche sans essoufflement. Pas d'œdème. Arythmie persistante (7018).

Obs. 85. — P..., 61 ans (*juillet 1895*). Dyspnée d'effort et nocturne. *Ex.* : Arythmie, albuminurie.

Tr. : Lait et théobromine.

Novembre. — L'oppression a toujours cédé au régime.

Ex. : Elévation prononcée des sous-clavières. Tachycardie, arythmie.

Tr. : Lait exclusif deux jours par semaine. Oppression et œdème disparus, arythmie non modifiée. La théobromine fait « un effet merveilleux » contre les étouffements (7029).

Obs. 86. — Mme P.., 41 ans (*déc. 1901*). Palpitations, oppression et insomnie depuis un an. A abusé de la bonne chère.

Ex. : Arythmie et retentissement diastol. Un peu d'œdème, albuminurie.

Tr. : Lait. Régime al. et théobromine.

Janvier 1902. — Depuis un mois, respire mieux. Œdème disparu. Alb. : 0,60. Arythmie (7091).

Obs. 87. — L.... 45 ans (*janv. 1902*). Depuis 18 mois oppression et insomnie. *Ex.* : Pas d'œdème, grande dyspnée. Arythmie très nette et retentissement diastolique.

A pris beaucoup de digitale, spartéine, strophantus, sans grand résultat. Prend de même du lait en mangeant et en est fatigué. *Tr.* : Lait absolu et théobromine.

Février. — Dyspnée très diminuée, mais tachy-arythmie persistante (7153).

Obs. 88. — P..., 60 ans (*nov. 1895*). Dyspnée depuis 5 mois et insomnie. *Ex.*: Arythmie. Retentissement diastolique, léger galop. Œdème. Un peu d'albumine. *Tr.* : Lait, théobromine.

Décembre 1895. — Disparition de la dyspnée, de l'insomnie, du galop. Arythmie persistante (553).

Obs. 89. — G..., 62 ans (*janvier 1896*). Dyspnée d'effort.

Ex. : Retentissement diastolique. Arythmie. Un peu de galop. A peine d'albumine. *Tr.* : Lait. Théobromine.

17 juin 1896. — Dyspnée disparue. Arythmie persistante.

25 juin 1897. — Pendant huit mois, excellent état, « marche et monte les escaliers comme à 20 ans » tant qu'il a suivi le régime (deux fois par mois, lait exclusif pendant 5 jours).

Depuis 3 jours. mange de la viande et respire mal. *Ex.* : Œdème assez marqué. Arythmie très accusée.

Novembre 1897. — A suivi scrupuleusement le régime. Disparition de tous les symptômes, excepté de l'arythmie.

Juillet 1898. — Infractions au régime. Diminution des urines. Réapparition de l'œdème et de la dyspnée. Arythmie (566).

Obs. 90. — Mme de B..., 63 ans (*juillet 1898*). Depuis un mois. dyspnée d'effort. Soignée avec valériane, caféine, bromure, digitale. *Ex.* : Arythmie. Retentissement diastol. Un peu d'œdème. Albuminurie. *Tr.* : Lait. Théobromine.

Décembre 1898. — A été beaucoup mieux. Pendant la période de lait absolu, disparition de l'oppression et de l'albumine. L'arythmie persiste (1526).

Obs. 91. — H... 45 ans (*sept. 1899*). Depuis 1891. accès de palpitations. Depuis 1897 dyspnée d'effort et œdème. *Ex.* : Face pâle. Arythmie et tachycardie. *Tr.* : Lait, théobromine.

Novembre 1899. — Etat asystolique. Œdèmes. Dyspnée. Paraphasie. Même traitement.

Décembre. — Diurèse abondante par théobromine. Œdème disparu. Pouls ralenti. Respire mieux.

Mars 1900. — Grande amélioration. Œdèmes et dyspnée disparus. mais toujours tachy-arythmie (5612).

Obs. 92. — Mme O..., 50 ans (*mars 1901*). Depuis un an. oppression en marchant. Soignée inutilement par médication gastrique. *Ex.* : Tachy-arythmie. Œdème, albuminurie.

Tr. : Lait. Théobromine.

Juin 1901. — Grande amélioration.

Décembre. — Pas de dyspnée, d'œdème ni d'albumine. Arythmie persistante (6522).

Obs. 93. — (*Insuffisance mitrale d'origine artérielle*). — D'A..., 60 ans (*décembre 1898*). Oppression depuis un mois.

Ex. : Hypertension artérielle. Souffle systol. serratique, fort à la pointe. Pas d'élévation des sous-clavières. Léger œdème prétibial. *Tr.* : Lait absolu pendant huit jours. Théobromine.

26 décembre 1898. — L'oppression a disparu. A dormi dans son lit (dormait depuis 15 jours dans son fauteuil). Pouls, 72.

Mai 1899. — A eu pendant l'hiver une congestion pulmonaire : Disparition de la dyspnée et de l'œdème (5306).

FORME CARDIO-AORTIQUE

OBS. 94. — J..., 18 ans, vu en *mars 1896*, se plaint d'oppression diurne et nocturne. *Ex.* : Retentissement diastolique à la base. *Tr.* : Lait, régime alimentaire.

Octobre 1896. — Respire beaucoup mieux, peut faire à pied 2 à 3 lieues sans oppression. *Ex.* : Retentissement diastolique et souffle systolique à la base. Pas d'albumine.

Mai 1897. — Mêmes signes. En plus souffle systolique bref à la pointe, et léger œdème prétibial. *Tr.* : Trois litres de lait.

Janvier 1898. — Disparition de l'oppression et de l'œdème. Quelques faux pas du cœur. Traces d'albumine.

Mai. — Mêmes signes. Très bon état général (953).

OBS. 95. — B..., 53 ans (*juin 1895*). Depuis 4 ans, oppression, surtout nocturne. *Ex.* : Souffles syst. et diast. base, légère dilat. aortique, un peu d'alb. *Tr.* : Lait et théobr.

Novembre 1895. — Dyspnée et album. disparues, un peu d'arythmie.

Février 1896. — Même état.

Avril. — Même état.

Novembre. — Troubles gastriques. Réapparition de la dyspnée. Bruit de galop très net.

Janvier 1897. — Disparition de la dyspnée par le régime lacté. Persistance du double souffle et du galop. Pas d'albumine (523).

Obs. 96. — S..., 41 ans (*octobre 1895*). Insuffisance aortique d'origine spécifique, dyspnée toxique et angine de poitrine coronarienne. ***Tr.*** : Régime lacté. Théobromine.'

Novembre 1895. — Dyspnée disparue. Persistance de l'ang. de poitrine (551).

Obs. 97. — Mme P..., 50 ans (*octobre 1894*). Double souffle à la base, dyspnée intense, sténocardie coron. ***Tr.*** : Lait. Trinitrine.

Mars 1896. — Beaucoup d'amélioration.

Octobre. — Dyspnée très diminuée, mais reprise de la douleur, arythmie (nouvelle poussée d'aortite) (632).

Obs. 98. — D.... 67 ans (*octobre 1894*). Aortite et ectasie aortique légères, quelques intermittences. Retentis. diastol. base. Un peu d'alb. ***Tr.*** : Lait absolu, 3 jours tous les 15 jours.

Novembre 1896. — Disparition de la dyspnée, de la douleur à la marche et des vertiges. Intermittences angoissantes la nuit, qui disparaissent quand le malade est au régime lacté.

Avril 1897. — Intermittences et oppression disparues.

Mai 1901. — Amélioration persistante. Mêmes signes cardio-aortiques (764).

Obs. 99. — G..., 52 ans (*mai 1896*). Insuffisance aortique depuis 1889. Oppression et dyspnée d'effort depuis 3 mois, souffle syst. et diastol. piaulant à la base. ***Tr.*** : Lait, iodure et trinitrine.

Décembre 1896. — Pendant les périodes de régime lacté (4 jours tous les 15 jours), excellent état, mais reprise de la suffocation après 4 jours de régime ordinaire. ***Tr.*** : 8 jours de régime lacté, 8 de régime ordinaire avec 1 gr. de théobromine.

Janvier 1897. — Après avoir pris du strophantus, accès de dyspnée intense, œdème aigu du poumon, asystolie aiguë. La théobromine au contraire réussit si bien que le malade va mal quand il n'en prend plus (779).

Obs. 100. — G..., 13 ans *(juillet 1896)*. Depuis un mois, grande oppression, surtout nocturne, un peu d'alb. *Ex.* : Retentiss. diastol. clangoreux, galop. *Tr.* : Lait et Théobromine.

Octobre 1896. — Dyspnée et albumine disparues. Tachycardie.

Février 1897. — Toujours même amélioration. Mais léger souffle syst. à la pointe. Pouls rapide, fort, vibrant (887).

Obs. 101. — T..., 47 ans *(juillet 1896)*. Syph. il y a 25 ans. Battements artériels. Double souffle, dyspnée d'effort, pas d'alb. *Tr.* : Régime lacto-végétarien. Trinitrine.

Novembre 1896. — Oppression en marchant, depuis 8 jours. *Tr.* : Lait exclusif et KI, 1 gr. 50. Lait absolu 4 jours tous les 15 jours.

Février 1897. — Toujours un peu de dyspnée. *Tr.* : Lait absolu 8 jours sur 15. Trois cachets de théobromine.

Mai. — Respiration plus libre, sauf un peu le soir, et battements du cœur plus réguliers. Même traitement.

Juin. — Dyspnée disparue (989).

Obs. 102. — V..., 71 ans *(Décembre 1896)*. Oppression, avec accès nocturnes depuis 2 ans. *Ex.* : Retentissement diastolique clangoreux. Galop. Œdème. Pas d'albumine. Soigné par terpine et vésicatoires. *Tr.* : Lait. Théobromine.

Avril 1897. — Œdème disparu. Encore dyspnée très légère le soir (1057).

Obs. 103. — Mme H... 55 ans *(Décembre 1896)*. Se plaint de battements de cœur depuis 3 ans. *Ex.* : Pouls rapide (112), élévation des sous-clavières, retentissement du deuxième bruit, légèrement clangoreux. *Tr.* : Lait. Théobromine.

Avril 1897. — Pas d'albumine. Moins de palpitations et d'oppression.

Décembre. — Améliorée après saison à Évian. Moins de palpitations. Deuxième bruit moins clangoreux.

Janvier 1899. — Nouvelle saison à Évian. Oppression disparue. Tension artérielle normale. Retentissement diastolique disparu (1082).

Obs. 104. — B.... 47 ans (*janvier 1897*). Syphilis. Abus du tabac. Depuis un mois dyspnée d'effort. *Ex.* : Retentissement diastolique , élévation des sous-clavières. *Tr.* : Lait. Trinitrine, KI.

Mars. — Amélioration. Mêmes signes.

Décembre. — Grande amélioration, même des signes stéthoscopiques.

Octobre 1899. — Amélioration persistante après deux saisons à Bourbon-Lancy.

Mai 1901. — Un peu d'irrégularité des bruits du cœur (1113).

Obs. 105. — R..., 57 ans (*janvier 1897*). Un peu de gêne rétro-sternale en marchant. *Ex.* : Retentissement diastolique clangoreux. et souffle systolique à la base. *Tr.* : Lait, iodure. Trinitrine.

Juin. — Va mieux. Mêmes signes.

Mai 1898. — Pouls ralenti. Amélioration.

Novembre. — Presque tous les accidents ont cessé. Retentissement diastolique presque disparu (1126).

Obs. 106. — B.... 51 ans (*juin 1897*). Goutteux. Dyspnée d'effort, insomnie, battements cervicaux. *Ex.* : Battements artériels accusés. Souffle systolique et diastolique base. La digitale n'a jamais réussi. *Tr.* : Lait absolu 8 jours sur 15. Théobromine.

Octobre. — Dyspnée et insomnie disparues 5 jours après le début du traitement (1375).

Obs. 107. — Mme L...., 58 ans (*juin 1897*). Dyspnée d'effort très accusée. *Ex.* : Souffle systolique léger à la base et à la pointe. Retentissement diastolique très net. Battements cardiaques sourds. Ébauche de bruit de galop. Un peu d'œdème prétibial. *Tr.* : Lait, régime et théobromine.

Décembre 1897. — Très grande amélioration. Dyspnée. Galop et œdème disparus.

Octobre 1898. — Amélioration persistante (1388).

Obs. 108. — C..., 68 ans (*décembre 1891*). Dyspnée d'effort et insomnie. *Ex.* : Retentissement diastolique. Arythmie. Souffle systolique à la pointe. Un peu d'albumine. *Tr.* : Lait. Théobromine.

Juillet 1897. — Oppression disparue depuis 2 ans 1/2 est revenue, avec l'insomnie, depuis un mois. *Ex.* : Très peu d'arythmie. Retentissement clangoreux (1903).

Obs. 109. — P..., 70 ans (*juin 1894*). *Tr.* : Retentissement diastolique clangoreux. Élévation des sous-clavières. Tachycardie. Dyspnée. Pas d'albumine. *Tr.* : Régime lacto-végétarien.

Mai 1898. — Grande amélioration, mais la tachycardie persiste (1893).

Obs. 110. — F..., 64 ans (*mai 1898*). Depuis 3 mois dyspnée d'effort. Lithiasique urinaire. *Ex.* : Double souffle très fort à la base. Rien aux poumons. *Tr.* : Régime lacto-végétarien. Théobromine.

Juin. — « N'a jamais été aussi bien. » Dyspnée disparue. Traces d'albumine.

Novembre. — Amélioration persistante. Mêmes signes d'auscultation.

Février 1899. — Même état (1903).

Obs. 111. — C..., 74 ans (*juin 1898*). Oppression depuis longtemps et surtout depuis quinze jours. *Ex.* : souffle systol. à la base, faux pas du cœur. *Tr* : Lait. Théobromine.

Juillet 1898. — Grande amélioration, respire et dort. Pas d'albumine. *Tr.* : Régime lacto-végétarien.

Septembre 1898. — Dyspnée disparue. Mêmes signes d'auscultation (1933).

Obs. 112. — C..., 70 ans (*juillet 1898*). Un peu d'oppression. *Ex.* : Battements artériels du cou, souffle systol. à la base. Quelques irrégularités. Élévation des sous-clavières. *Tr.* : Lait. Théobromine.

Décembre. — Amélioration. Mêmes signes stéthoscopiques.
Juin 1900. — Amélioration. Souffle diminué (1510).

Obs. 113. — Mme F..., 56 ans (*août 1898*). Palpitations surtout depuis quatre mois et dyspnée. *Ex.*: Retentiss. diastol. prononcé. *Tr.*: Régime alimentaire et théobromine.

Janvier 1902. — Excellent état depuis quatre ans. Dyspnée d'effort bien diminuée. Mêmes signes (1530).

Obs. 114. — Docteur B..., 59 ans (*septembre 1898*). Diabète depuis 1887. Dyspnée. Attaques répétées d'œdème aigu. Albumine depuis six mois. *Ex.*: Tachycardie. Galop présystolique. Battements artériels. Souffle diastolique à la base. Le malade a abusé de la digitaline. *Tr.*: Lait exclusif. Théobromine.

Octobre. — Dyspnée diminuée. Tachycardie, galop et alb. persistants. Même traitement et massage abdom.

Novembre. — Crises de dyspnée (Cheyne-Stokes) après emploi de la digitaline. Galop et albumine diminués (1559).

Obs. 115. — Mme T..., 51 ans (*septembre 1898*). Depuis six ans (ménopause), accès de dyspnée nocturne. Un peu d'alb. *Ex.*: Retentiss. clangoreux. Bruits sourds. Léger galop présystol. *Tr.*: Régime lacto-végét. Théobromine.

Novembre. — Disparition absolue du galop et des crises de dyspnée (1573).

Obs. 116. — B..., 66 ans (*novembre 1898*). Diabète. Œdème des membres inférieurs. *Ex.*: Athérome artériel. Irrégularités du cœur. Retentiss. diastol. clangoreux. Œdème assez accusé. *Tr.*: Régime lacto-végét. Théobromine.

Décembre. — Grande amélioration. Moins d'œdème, pas d'irrégularités cardiaques (5111).

Obs. 117. — B..., 55 ans (*10 décembre 1898*). Syphilis. Depuis un an, étouffements, oppression nocturne. *Ex.*: Hypertension artérielle. Élév. des sous-clavières. Souffle systol. et surtout souffle diastol. à la base. A pris sans succès beaucoup de digitale. *Tr.* : Régime lacto-végét. Théobromine.

26 décembre. — Le malade dort et respire.

Janvier 1899. — Oppression disparue. Mêmes signes d'auscultation (5191).

Obs. 118. — Du V.... 50 ans (*6 janvier 1899*). Dyspnée d'effort. Insomnie. Angiospasme. Vertiges. A abusé de l'alimentation carnée. *Ex.* : Hypert. artérielle. Souffles systoliques et diastoliques à la base. Élévation des sous-clavières. Un peu d'œdème. *Tr.* : Lait et théobr.

20 janvier. — Respire et dort beaucoup mieux.

Mai 1900. — Après rechute causée par infractions au régime, le malade, remis à un régime sévère, va beaucoup mieux (5231).

Obs. 119. — De C..., 56 ans (*janvier 1899*). Depuis un an dyspnée, pâleur, œdème. *Ex.* : Souffles systol. et diastol. à la base. *Tr.* : Lait et théobr.

Février. — La dyspnée a disparu dès le lendemain du traitement. Mêmes signes (5311).

Obs. 120. — L...., 54 ans (*septembre 1899*). Goutteux. Depuis huit mois, oppression en marchant, et en même temps douleur précordiale (sténocardie). *Ex.* : Rythme couplé, retentiss. diastol. *Tr.* : Lait. Théobr.

Janvier 1900. — Douleur diminuée. Oppression très améliorée.

Juin. — Dyspnée seulement après le repas.

Avril. — Légère oppression et légère douleur par la marche.

Juin 1901. — Gêne seulement dans marche contre le vent. Grande atténuation des signes locaux (5631).

Obs. 121. — R.... 18 ans (*Nov. 1899*). Depuis deux ans, dyspnée d'effort. *Ex.* : Souffles syst. et diastol. à la base. Tachycardie. *Tr.* : Régime lact. végét. Théobr.

Décembre 1899. — Amélioration surtout au point de vue de la dyspnée (5676).

Obs. 122. — N..., 38 ans (7 *mars* 1900). Depuis trois mois oppression très accusée. Pas d'alb. *Ex.* : Galop. Souffles syst. et diastol. base. *Tr.* : Lait. Théobr.
19 mars. — Dyspnée disparue (5819).

Obs. 123. — Mme M..., 69 ans (*juin 1900*). Depuis un an oppression et jambes enflées. *Ex.* : Elévat. des sous clavières. Retentiss. diastol. prolongé. Œdème. *Tr.* : Régime. Théobr.
Octobre 1900. — Grande amélioration avec régime alimentaire et saison à Bourbon-Lancy. Reconnait être plus oppressée quand elle mange comme tout le monde (5986).

Obs. 124. — De C..., 69 ans (*juin 1900*). Depuis deux ans dyspnée d'effort. un peu d'œdème. *Ex.* : Pâleur. Souffle systolique à la base. *Tr.* : Régime lacto.-végét. Théobr.
Août 1900. — Respire beaucoup mieux (5984).

Obs. 125. — C.... 63 ans (*janvier 1901*). Dyspnée d'effort. Plusieurs crises d'œdème aigu du poumon. *Ex.* : Elévat. des sous-clav. Retentiss. diastol. Bruits sourds. Tendance au galop. Léger œdème prétibial. *Tr.* : Lait. Théobr.
Mai 1901. — Tachycardie. Galop et dyspnée disparus (6264).

Obs. 126. — Mme B..., 42 ans (*mars 1901*). Depuis deux ans, crises de palpitations et dyspnée d'effort. *Ex.* : Retentiss. diastol. *Tr.* : Régime lacto-végét. Trinitrine. Théobromine.
Juin 1901. — Respire mieux. Mêmes signes d'auscultation (6390).

Obs. 127. — Mme P.... 64 ans (*Avril 1901*). Battements artériels. : *Ex.* : Retentiss. et prolongement diastolique. Alb. *Tr.* : Régime et théobromine.

Novembre 1901. — Amélioration considérable. Disparition du prolongement diastolique (6456).

Obs. 128. — De B.... 51 ans (*Avril 1901*). Palpitations et dyspnée d'effort. Un peu d'alb. *Ex.* : Retentiss. diastol. clangoreux. *Tr.* : Lait. Théobr.
Mars 1901. — Beaucoup d'amélioration.
Mai 1901. — Retentiss. diastol. moins accusé (6409).

Obs. 129. — R..., 55 ans (*avril 1901*). Douleurs précordiales. Accès de dyspnée nocturne. *Ex.* : Retentiss. diastol. clangoreux. Quelques faux pas inconscients. Un peu de galop. *Tr.* : Lait. Théobr.
Juin 1901. — Beaucoup moins d'oppression. Faux pas disparus.
Janvier 1902. — L'oppression revient rarement. Mêmes signes (6161.)

Obs. 130. — E..., 46 ans (*mai 1901*). Depuis deux mois, oppression en marchant, et la nuit. Pas de sommeil. Un peu d'alb. *Ex.* : Pâleur. Souffle diastolique. Galop à la pointe. Œdème prétibial. Soigné sans succès avec digitale. *Tr.* Lait. Théobr.
Juin 1901. — Grande amélioration. Le malade dort et respire. Moins de pâleur.
Janvier 1902. — L'oppression est devenue très rare. Sommeil excellent. Suit six jours par mois le régime lacté absolu *Ex.* : Galop disparu (6526).

Obs. 131. — D..., 69 ans (*oct. 1901*). Vertiges, étourdissements. Peu d'oppression. *Ex.* : Retentiss. diastol. Un peu d'arythmie. Album. *Tr.* : Lait. Théobr.
Janvier 1902. — Va mieux. Pas d'oppression, beaucoup moins d'étourdissements. Arythmie diminuée (6476).

DYSPNÉE TOXI-ALIMENTAIRE

Obs. 132. — L..., 65 ans (*1er novembre 1895*). Goutteux. Depuis six mois, oppression et insomnie *Ex.* : Bruits du cœur sourds. Galop méso-diastol. Pas d'alb. *Th.* : Lait. Théobr.

3 novembre. — Dyspnée disparue. Sommeil revenu (509).

Obs. 133. — B.... 45 ans (*1er novembre 1895*). Dyspnée d'effort et nocturne depuis six mois. *Ex.* : Léger galop. Un peu d'œdème, pas d'alb. *Tr.* : Lait. Théobr.

29 novembre. — « Monte l'escalier en courant. » Plus d'insomnie (520).

Obs. 134. — D..., 41 ans *(novembre 1895)*. Depuis cinq mois dyspnée d'effort et nocturne. *Ex.* : Un peu d'œdème. Galop méso-diastol. (Grand mangeur de viande.) *Tr.* : Lait. Théobr.

Octobre 1896. — Oppression disparue. Galop présystolique (515).

Obs. 135. — B..., 56 ans (*3 février 1896*). Dyspnée d'effort depuis dix mois. *Ex.* : Galop médio-diastol. Pas d'alb. *Tr.* : Lait. Théobr.

19 février. — Dyspnée et galop disparus. Monte facilement les escaliers (592).

Obs. 136. — J..., 42 ans *(février 1896)*. Dyspnée d'effort et nocturne paroxystique. *Ex.* : Galop médio-diastol. Œdème. Pas d'alb. *Tr.* : Lait. Théobr.

Juillet 1896. — Va très bien. Respire et dort. Galop présystolique après la marche. Un peu d'œdème (593).

Obs. 137. — L. A..., 59 ans *(février 1896)*. Dyspnée. *Ex.* : Galop. Œdème léger. *Tr.* : Lait. Théobr.

Mars 1897. — Va très bien. Pas de dyspnée (607).

— 177 —

Obs. 138. — M..., 57 ans (*février 1896*). Dyspnée d'effort et nocturne très accusée. *Ex.* : Œdème. Galop présystol. *Tr.* : Lait. Théobr.

Mars 1896. — Après huit jours de traitement, dyspnée disparue

Janvier 1897. — Dyspnée, œdème, galop et albumine disparus (626).

Obs. 139. — Mme R..., 45 ans (*août 1895*). Malade depuis 4 mois. Beaucoup d'oppression. *Ex.* : Tachycardie. Galop. Œdème. *Tr.* : Lait.

Mars 1896. — Très soulagée au bout de huit jours. Pas d'albumine.

Mai 1896.—État très satisfaisant « quand elle ne mange pas» (618).

Obs. 140. — C..., 70 ans (*avril 1856*). Depuis deux ans, crises d'étouffements exclusivement nocturnes. *Ex.* : Galop seulement après la course. *Tr.* : Lait. Théobr.

Juillet 1896. — Oppression et galop disparus.

Mars 1897. — Repris de dyspnée nocturne qui a cédé au régime lacté.

Juillet 1897. — Pas d'oppression. Galop très net (693).

Obs. 141. — L.... 58 ans (*juin 1892*). Dyspnée d'effort et nocturne. *Ex.*: Galop, pas d'œdème ni d'alb. *Tr.* : Régime lacté mixte.

Mai 1896. — Galop persistant. Pas d'œdème, pas de dyspnée excepté quand il mange.

Mars 1897. — Pas de dyspnée ni d'œdème. Galop présystol. (720).

Obs. 142. — L.... 62 ans (*juillet 1896*). Dyspnée d'effort. *Ex.* : Un peu d'œdème. Léger bruit de trot provoqué par la marche. *Tr.* Lait. Théobrom.

Août 1896. — Dyspnée, tachycardie, trot disparus (848).

Obs. 143. — B..., 59 ans (*octobre 1896*). Depuis trois ans, dyspnée d'effort et nocturne, œdème et un peu d'alb. *Ex.* : Œdème. Bruits sourds. Galop. *Tr.* : Lait absolu.

Avril 1897. — Dyspnée et albumine disparues. A de la dyspnée nocturne quand il mange de la viande le soir (1000).

Obs. 144. — Q..., 65 ans (*décembre 1896*). Dyspnée depuis 15 ans. Gros mangeur. *Ex.* : Galop présystolique. Pas d'alb. ni d'œdème. *Tr.* : Lait. Théobr.

Février 1897. — Pas de galop. Souffle syst. Très peu de dyspnée. Peut faire de longues marches et monter des côtes. (1053).

Obs. 145. — Mme C..., 65 ans (*mars 1897*). Depuis six mois dyspnée paroxystique nocturne. *Ex* : Œdème. Galop. Bruits sourds. Retentissement diastolique. *Tr* : lait, théobromine.

Avril 1897. — Dort et respire après six jours du traitement, ce qui ne lui était pas arrivé depuis six mois (1211).

Obs. 146. — F..., 57 ans (*avril 1897*). Depuis un an, dyspnée d'effort progressive. Mangeur de viande. *Ex* : Tachycardie, galop après la course. Retentiss. diastol. Œdème. *Tr.* : Lait. Théobr.

Octobre 1897. — Oppression presque disparue (1247).

Obs. 147. — S..., 45 ans (*juin 1897*). Depuis deux ans dyspnée d'effort. Alb. Depuis trois semaines, crises de suffocation nocturne. Grand mangeur de viande. *Ex* : Tachycardie. Léger galop après la marche. Retentiss. diastol. *Tr.* : Lait, théobr.

Juillet 1897. — Dyspnée disparue. Alb.

Juin 1898. — Après excès alimentaire, reprise de la dyspnée qui cède au régime lacté. *Ex.* : Tachycardie. Galop.

Avril 1899. — Crises d'oppression depuis un mois. A été dix mois sans crises. *Ex.* : Galop médio-diastol. Œdème pulmon. (1359).

OBS. 148. — D..., 60 ans (*août 1897*). Depuis 5 ans dyspnée d'effort et insomnie depuis 15 jours. *Ex.* : Œdème. Léger galop. Retentiss. diastol. accusé. *Tr.* : Régime lacté, mixte. Théobr.

Octobre 1897. — Dyspnée disparue sauf légère récidive après deux jours d'alimentation ordinaire. Œdème disparu. Pas d'alb. (1451).

OBS. 149. — B..., 46 ans (*octobre 1897*). Depuis trois ans oppression et insomnie. *Ex.* : galop, un peu d'œdème. *Tr.* : Lait. Théobr.

Novembre 1897. — Respire et dort. Pas d'alb. (1539).

OBS. 150. — P..., 63 ans (*novembre 1897*). Dyspnée d'effort. *Ex.* : Galop léger. *Tr.* : Lait. Théobr.

Décembre 1897. — Beaucoup moins de dyspnée. Galop.

Juin 1898. — Très peu de dyspnée. Pas de galop (1569).

OBS. 151. — M..., 50 ans (*janvier 1898*). Depuis trois ans beaucoup d'oppression surtout en marchant. Grand mangeur. *Ex.* : Galop. Un peu d'alb. *Tr.* : Lait absolu. Théobr.

Février 1898. — Oppression disparue. Galop (1672).

OBS. 152. — J..., 50 ans (*février 1898*). Depuis deux ans dyspnée d'effort et insomnie. *Ex.* : Galop. Tachycardie. Œdème. Albumine. (Grand mangeur de viande.) *Tr.* : Lait absolu. Théobr.

Mars 1898. — Oppression, insomnie et œdème disparus. Presque plus de galop (1743).

OBS. 153. — D..., 50 ans (*mars 1898*). Depuis un an dyspnée surtout la nuit. Soigné avec iodure de sodium, digitale et jus de viande. *Ex.* : Galop. Tachycardie. Œdème. Alb. 0.23 centigr.). *Tr.* : Lait. Théobr.

Avril 1898. — Respiration et sommeil revenus : Mêmes signes.

Mai 1898. — A la suite d'écarts de régime le malade va un peu moins bien (1784).

Obs. 154. — Dr J..., 56 ans (*2 mai 1898*). Goutteux. Dyspnée depuis six mois. Ne dort plus depuis trois jours. *Ex.* : Galop, tachycardie. Pas d'alb. *Tr.* : Lait absolu. Théobr.
9 mai. — Dès le surlendemain du traitement, disparition de la dyspnée et de l'insomnie. *Tr.* : Régime mixte.
Juin 1898. — Même amélioration. Le galop persiste (1869).

Obs. 155. — N..., 65 ans (*mai 1898*). Depuis un an dyspnée d'effort non modifiée par les iodures. *Ex.* : Galop présystol. Retentiss. diastol. Œdème. *Tr.* : Lait. Théobr.
Juin 1898. — Œdème et dyspnée disparus. Galop persistant (1921 bis).

Obs. 156. — C..., 50 ans (*1er juin 1898*). Depuis dix-huit mois dyspnée d'effort et nocturne. Amaigrissement. Début par accès paroxystiques considérés comme de l'asthme. *Ex. :* Retentiss. diastol. Œdème périph. Alb. (0,30 centigr.). *Tr.* : lait. Théobromine.
11 juin. — Digère mal le lait. Diarrhée. Galop manifeste.
Octobre 1898. — Oppression, insomnie et œdème disparus. Galop très atténué. Retentiss. diastol. clangoreux (1924).

Obs. 157. — B.... 59 ans (*juin 1898*). Dyspnée d'effort. Palpitations. Crampes d'estomac. *Ex.* : Pas de galop. Traces d'alb. *Tr.* : Régime lacto-végétarien. Théobr.
Juillet 1898. — Va beaucoup mieux.
Février 1899. — Dyspnée d'effort disparue. Les crampes d'estomac persistent (1937).

Obs. 158. — R..., 59 ans (*juin 1898*). Dyspnée d'effort et nocturne. Soigné par iodure et digitale, sans succès. *Ex.* : Galop provoqué par la marche. Œdème prétibial. Alb. (0.35 centigr.) *Tr.* : Lait, théobr.

Juillet. — En huit jours, dyspnée, œdème, insomnie disparus. Alb. (0,20 centigr.). *Tr.* : Régime mixte (1991).

OBS. 159. — T..., 51 ans (*octobre 1898*). Dyspnée d'effort très accusée. Pollakiurie. Pâleur. Gros mangeur. *Ex.* : Tachycardie. Galop. Œdème. *Tr.* : Lait. Théobr.

Mars 1899. — Grand changement. Plus de pâleur ni d'oppression (5125).

OBS. 160. — Dʳ P..., 66 ans (*7 novembre 1898*). Depuis six mois, dyspnée d'effort et nocturne. *Ex.* : Œdème prétibial. Très léger galop provoqué par la course. Retentissement diastol. Tachycardie. Pouls très rapide dans la position couchée. Pâleur. *Tr.* : Lait. Théobr.

16 novembre. — Dyspnée disparue dès le premier jour. Teint frais et coloré. *Ex.* : Galop disparu. Pas de tachycardie. Très peu d'œdème.

Décembre. — Amélioration très sensible. Encore un peu d'hypertension. (Pouls debout, 80; pouls couché, 92.)

Janvier 1899. — Plus de galop, même après marche rapide. Encore un peu d'œdème et de dyspnée le soir.

Mai. — Même amélioration. Peu à peu, le nombre des pulsations dans la position couchée se rapproche du nombre de pulsations dans la position debout, et tend à lui devenir inférieur. Pouls debout, 80; pouls couché, 72.

Juin 1899. — Grande amélioration. Pas le moindre galop et pas de dyspnée, même après la course (5151).

OBS. 161. — Mme L..., 48 ans (*9 janvier 1899*). Dyspnée d'effort et accès d'oppression depuis un an. *Ex.* : Galop. Œdème léger. *Tr.* : Lait. Théobr.

25 janvier. — Pas d'oppression, de galop ni d'œdème. Dort mieux (5237).

OBS. 162. — Q..., 73 ans (*mars 1899*). Accès d'oppression très accusés. *Ex.* : Pouls rapide. Léger œdème. *Tr.* : Lait. Théobr.

Mai 1899. — Pas de dyspnée.
Juin 1900. — Un peu de dyspnée et d'œdème.
Mai 1901. — Amélioration persistante. Pas de tachycardie.
Mars 1902. — Pouls normal. Un peu d'oppression (5388).

Obs. 163. — Mme S..., 43 ans (*juillet 1899*). Oppression en montant depuis cinq ou six ans. *Ex.* : Œdème prétibial. Tachycardie. Galop (?). *Tr.* : Lait. Théobr.
Août. — Beaucoup mieux. Pas de dyspnée en montant.
Novembre. — Oppression assez forte. Régime ordinaire depuis un mois. *Ex.* : Tachycardie sans galop. *Tr.* : Lait absolu.
Décembre. — Dyspnée disparue (5575).

Obs. 164. — K..., 55 ans (*août 1899*). Dyspnée d'effort. *Ex.* : Galop présystolique. Pas d'œdème. Un peu d'alb. *Tr.* : Lait. Théobr
Novembre. — Respiration très améliorée. Galop (5600).

Obs. 165. — B..., 55 ans (*septembre 1899*). Depuis cinq mois, dyspnée d'effort et nocturne. *Ex.* : Galop présystolique. Retentissement diastol. Alb. (1 gr. 60). *Tr.* : Lait. Théobr.
Novembre. — Moins d'oppression. Pas de galop (5639).

Obs. 166. — M.... 36 ans (*janvier 1900*). Depuis neuf mois, dyspnée d'effort et nocturne. *Ex.* : Galop présystolique provoqué par la marche. Retentissement diastol. Tachycardie. *Tr.* : Lait absolu. Théobr.
Février. — Amélioration considérable. Dyspnée et insomnie disparus. Très peu de galop (5749).

Obs. 167. — D..., 51 ans (*octobre 1899*). Depuis six ans, dyspnée d'effort. Insomnie. *Ex.* : Galop. *Tr.* : Lait. Théobr.
Janvier 1900. — En huit jours, grande amélioration. Actuel-

lement un peu de tachycardie, Galop. Retentissement diastol. *Tr.* : Sévère.

Novembre. — Presque pas d'oppression ni de galop (5759).

Obs. 168. — G..., 63 ans (*mars 1900*). Dyspnée d'effort et nocturne. Grand mangeur de viande. *Ex.* : Galop. Retentissement diastol. Œdème prétibial. *Tr.* : Lait. Théobr.

Avril. — Dès le premier jour du traitement, sommeil et moins de dyspnée. Pas de galop. Pas d'œdème.

Juin. — Excellent état.

Juillet 1901. — Le retentissement diastol. persiste seul (5820).

Obs 169. — H.... 65 ans (*juillet 1900*). Depuis un an, dyspnée d'effort et nocturne. Grand mangeur de viande. *Ex.* : Tachycardie. Galop à peine appréciable. Léger œdème. *Tr.* : Lait. Théobr.

Novembre. — Grande amélioration après saison à Bourbon-Lancy.

Avril 1901. — Recommence à manger. La dyspnée reparaît. *Tr.* : Lait absolu. Théobr.

Mai. — Va beaucoup mieux. Pas d'oppression.

Octobre. — Dyspnée disparue. A engraissé de 7 kil. depuis avril. *Ex.* : Pas de galop ni d'œdème. Retentissement diastol. (6022).

Obs. 170. — G..., 50 ans (*juillet 1900*). Dyspnée depuis trois ans et insomnie. *Ex.* : Léger œdème. Galop. *Tr.* : Lait. Théobr.

Octobre. — Respire bien. Galop disparu (6033).

Obs. 171. — B..., 53 ans (*octobre 1900*). Depuis un an et demi, oppression en marchant et vertiges. *Ex.* : Galop présystol. Retentissement et prolongement diastoliques. Léger œdème. *Tr.* : Lait. Théobr.

Février 1901. — Dyspnée améliorée. Vertiges disparus.

Avril. — Très peu d'oppression et d'alb. Galop disparu. (6087).

Obs. 172. — Mme X..., 51 ans (*novembre 1900*). Depuis deux ans, dyspnée d'effort et nocturne. *Ex.* : Hypertension artér. Galop présystol. Léger œdème. *Tr.* : Lait. Théobr.
Décembre. — Dyspnée améliorée (6195).

Obs. 173. — T..., 11 ans (*novembre 1900*). Depuis deux ans, dyspnée d'effort et nocturne. *Ex.* : Galop. *Tr.* : Lait. Théobr.
Décembre. — Oppression disparue. Sommeil. Pas d'œdème. Galop (6214).

Obs. 174. — K..., 50 ans (*décembre 1900*). Oppression en marchant. Insomnie. Mangeur de viande. *Ex.* : Bruit de galop provoqué par la marche. Rien aux poumons, un peu d'œdème prétibial. Pas d'albumine. *Tr.* : Lait, théobromine.
Janvier 1901. — Après trois jours de traitement, oppression et œdème disparus. Sommeil revenu. Va beaucoup mieux. Galop disparu (6259).

Obs. 175. — P..., 51 ans (*février 1901*). Depuis longtemps, dyspnée d'effort. *Ex.* : Tachycardie, un peu de galop après la marche. Pas d'œdème. *Tr.* : Régime lacto-végétarien.
Mars. — Pas d'amélioration, sauf disparition du galop. Un peu d'œdème prétibial. *Tr.* : Lait absolu. Théobromine.
Mai. — Va très bien. Galop, tachycardie, œdème et dyspnée disparus (6302).

Obs. 176. — De M..., 62 ans (*février 1901*). Depuis deux ans, accès de suffocation et insomnie. *Ex.* : Galop. Pas d'œdème. *Tr.* : Lait. Théobromine.
Mars. — Respire bien, dort mieux. Galop provoqué seulement par la marche, un peu d'albumine (6320).

Obs. 177. — Mme B..., 58 ans (*septembre 1901*). Oppression depuis deux ans. *Ex.* : Tachycardie. Léger galop. *Tr.* : Lait. Théobromine.

Novembre. — Pas de tachycardie, de galop ni d'albumine
(6011).

Obs. 178. — H..., 54 ans (*novembre 1901*). Dyspnée depuis
mois. Pâleur. Mangeur de viande. *Ex.* : Galop. Tachycardie,
œdème. Albumine (0,50 cent.). *Tr.* : Lait. Théobromine.
Décembre. — Dyspnée disparue. Beaucoup moins d'œdème
et de galop (7033).

Obs. 179. — C..., 56 ans (*janvier 1902*). Dyspnée d'effort
depuis deux ans. Insomnie. Mangeur de viande. *Ex.* : Tachycardie. Léger galop. Albumine (0,20 cent.). *Tr.* : Lait. Théobr.
Mars. — Pendant les quinze jours de lait absolu, la dyspnée
et l'insomnie ont disparu, pour reparaitre dès le régime mixte
(7115).

Obs. 180. — D..., 72 ans (*mars 1896*). Depuis deux ans, palpitations, arythmie, dyspnée intense. A suivi depuis deux ans
le régime lacté mixte : l'arythmie a cédé depuis un an ainsi que
l'oppression. *Ex.* : Pouls athéromateux, régulier. Cœur normal, sans arythmie (664).

Obs. 181. — Mme de la H..., 60 ans (*septembre 1896*).
Dyspnée d'effort et insomnie. *Ex.* : Retentissement diastolique,
Tr. : Lait.
Janvier 1897. — Respire et dort.
Mars. — Monte les escaliers sans essoufflement (929).

Obs. 182. — Mme L... (*mai 1900*). Essoufflement depuis huit
ans. *Ex.* : Retentissement diastolique. Galop après marche.
Très léger œdème. *Tr.* : Lait. Régime mixte. Théobromine.
Juillet. — Amélioration. Pas de galop. Pas d'œdème. (5866).

OBSERVATIONS (RÉSUMÉES)

de la *Thèse de Picard* (*Paris, 1897*)

(Dyspnée toxique d'origine alimentaire)

Obs. 183. — Mal..., 57 ans (*14 décembre 1895*). Depuis trois ans, dyspnée d'effort et œdème des jambes. Accès de dyspnée nocturne quand il mange le soir. Barre épigastrique. Pollakiurie nocturne. *Ex.* : Arythmie, pas de galop. Albumine. Urines : un litre. *Tr.* : Lait absolu.

Jusqu'au 26 mai, la dyspnée disparait dès que le malade est au régime lacté absolu, et revient dès qu'il mange.

26 mai. — Dyspnée, galop, œdème disparus. Arythmie non modifiée. Jusqu'en novembre, régime mixte bien toléré.

6 novembre. — Reprise des symptômes amendés avec lait et théobromine.

Jusqu'en février, théobromine et régime mixte. Urines : 2 litres 1/2. Pas de dyspnée, de galop, ni d'œdème.

En février et mars 1897, la dyspnée réapparait chaque fois que le malade n'est pas au régime lacté absolu. Arythmie non modifiée (1).

Obs. 184. — Schl..., 53 ans (*octobre 1896*). Éthylique. Depuis sept ans, dyspnée d'effort. Il y a deux ans, œdème des jambes et bruit de galop. Soigné par lait absolu. Amélioration rapide. Depuis quelques mois, dyspnée nocturne. Soigné avec succès en mai 1896 par lait absolu et lactose : la dyspnée disparait en huit jours. *Ex.* : œdème. Galop très accusé. Cœur gros. Artères dures et flexueuses. *Tr.* : Régime mixte.

11 décembre 1896. — Amélioration de la dyspnée.

16 janvier 1897. — Dyspnée nocturne très accusée. Un peu d'œdème, urines rares, sans albumine. *Tr.* Lait absolu.

La dyspnée disparait lentement. *Tr.* : Saignée. Lait absolu. Théobromine. (*9 février*).

18 février. — Dyspnée entièrement disparue (2).

Obs. 185. — B..., 68 ans (*janvier 1897*). Depuis cinq ans, dyspnée d'effort et nocturne progressive. *Ex.* : Arc sénile. Pouls serré et fréquent. Artères dures. Retentissement diastolique. Gros cœur. Tachycardie. Pas d'albumine. *Tr.* : Lait absolu.

Dyspnée disparue tout à fait en quelques jours.

A plusieurs reprises, le malade demande à être soumis au régime ordinaire : la dypsnée reparait aussitôt.

10 mars. — L'amélioration persiste (3).

Obs. 186. — Cl..., 61 ans (*août 1895*). Entre pour « crises d'asthme. » Depuis un mois accès nocturnes non améliorés par teinture de lobélie. *Ex.* : Pouls dur, fréquent, serré, arythmique, léger œdème des jambes. Urines rares. Alb. (1 gr. 00). Retentiss. diastol. Ébauche de galop. Élévation des sous-clavières. *Tr.* : Lait absolu.

17 août. — Pas de crises dyspnéiques.

24 octobre. — Pas de nouvelles crises. Le malade suit un régime lacto-végétarien (4).

Obs. 187. — Chab..., 51 ans (*28 février 1896*). Depuis huit mois dyspnée d'effort et dyspnée nocturne traitée sans succès comme asthme. *Ex.* : Tachy-arythmie. Pas de galop. Retentiss. diastol., un peu d'alb. *Tr.* : Lait absolu.

13 mars. — Une seule crise d'oppression depuis le début du traitement. Mêmes signes d'auscultation (5).

Obs. 188. — Tonn..., 67 ans (*12 octobre 1895*). Syphilis. Paludisme. Alcool. Depuis quelques mois, dyspnée d'effort et nocturne. *Ex.* : Cœur gros. Arythmie légère. Galop présystolique. Retentiss. diastol. Élévation des sous-clavières. Pouls dur. Pas d'albumine.

Tr. : Lait absolu.

21 octobre. — Dyspnée nocturne disparue. *Tr.* : Régime mixte.

21 janvier 1896. — L'amélioration persiste. Mêmes signes physiques.

11 avril. — Même état (6).

Obs. 189. — Dub..., 52 ans (octobre 1895). Depuis quatre mois dyspnée d'effort et nocturne, œdème des jambes. *Ex.* : Arythmie. Retentiss. diastol. Galop présystol. Tachycardie. Pouls dur. Albumine. *Tr.* : Lait absolu.

Novembre 1895. — Dyspnée, insomnie, œdème, albumine disparus, arythmie persistante.

13 novembre. — Le malade mange depuis sept jours. Dyspnée, insomnie. Arythmie plus accusée. Bruits sourds. *Tr.* : Lait absolu. Théobr.

18 novembre. — Urine augmentée. Pas de dyspnée. Moins de tachycardie.

Décembre. — Dyspnée disparue. Urines abondantes (7).

Obs. 190. — Bell..., 61 ans (mars 1895). Depuis 20 ans dyspnée d'effort. Accès de dyspnée paroxystique nocturne. Pollakiurie. *Ex.* : Œdème des membres infér. Emphysème. Galop méso-diastol. Retentiss. diastol. Urines : 1/2 litre. Alb. *Tr.* : Digitaline 40 gouttes.

18 avril. — Œdème disparu. *La dyspnée persiste. Tr.* : Lait absolu.

28 mai. — Plus de dyspnée ni d'alb. Le malade demande à manger.

3 juin. — Dyspnée nocturne. Insomnie. *Tr.* : Lait absolu.

19 juin. — Dyspnée disparue. Pas d'œdème. Pas d'alb. (8).

Obs. 191. — Rh..., 62 ans (janvier 1896). Il y a six ans, tachycardie et battements artériels cervicaux. Depuis quatre ans dyspnée d'effort et nocturne avec barre épigastrique *Ex.* : Pâleur. Tachycardie. Albumine. *Tr.* : Lait. Théobromine.

10 février. — Intolérance digestive pour la théobromine.

22 avril. — Beaucoup moins de dyspnée.

Mai. — Après écart alimentaire, nouvelle crise d'oppression (9).

Obs. 192. — Sar.... 60 ans (octobre 1895). Dyspnée d'effort et accès de dyspnée paroxystique nocturne. *Ex.* : Cœur gros. Galop. Œdème. Pas d'albumine. *Tr.* : Lait, théobr. Digitale.

Août 1896. -- Oppression presque entièrement disparue. Sommeil. Pas de galop. Pas d'œdème. Pas d'alb. (10).

Obs 193. — Poul..., 54 ans (*novembre 1895*). Depuis six ans, palpitations. Depuis trois mois, dyspnée d'effort et nocturne. *Ex.* : Bruits sourds. Léger galop. Retentiss. diastol. *Tr.* : Lait absolu. KI, puis régime mixte.

Avril 1896. — Dyspnée, palpitations et galop disparus.

Décembre. — La dyspnée n'est pas revenue. De temps à autre, accès de palpitations. Rien au cœur (11).

Obs. 194. — S..., (*octobre 1895*). Depuis plusieurs mois, accès dyspnéiques nocturnes et dyspnée d'effort. Œdème des jambes. *Ex.* : Paleur, œdème considérable. Epanchement pleural à droite. Retentiss. diastol. Galop présystol. *Tr.* : Lait. Théobr.

Novembre. — Amélioration considérable. Insomnie, dyspnée, épanchement, galop disparus. *Tr.* : Régime mixte. Théobr.

Mars 1896. — L'amélioration a persisté (12).

Obs. 195. — M..., 57 ans (*janvier 1896*). Depuis trois ans, dyspnée d'effort et accès nocturnes violents. *Ex.* : Œdème prétibial. Retentiss. diastol. Galop présystol. Alb. (0.50). *Tr.* : Lait. Digitaline.

4 mars 1896. — Dyspnée disparue en huit jours. Galop et œdème persistent. Urines rares. Même traitement.

Janvier 1897. — Oppression, œdème et galop disparus (13).

Obs. 196. — B..., 56 ans (*5 février 1896*). Depuis six mois dyspnée énorme, d'effort et nocturne. *Ex.* : Galop méso-diastol. Retentissement diastol., pas d'albumine. Tachycardie. *Tr.* : Lait et théobromine.

19 février. — Dyspnée et galop disparus. Sommeil (14)

Obs. 197. — Rap...., 54 ans (*Décembre 1895*). Depuis six mois, dyspnée d'effort. *Ex.*: Galop présystolique, retentissement diastol. Tachycardie. *Tr.* : Lait. Théobromine.

Janvier 1896. — Dyspnée et galop disparus (15).

Obs. 198. — Pou..., 60 ans (*Septembre 1895*). Depuis deux mois dyspnée d'effort et nocturne. Pollakiurie, *Ex.* : Arythmie. Retentissement diastol. Galop. Œdème. Un peu d'albumine. *Tr.* : Lait. Théobromine.

Décembre. — Dyspnée, œdème, galop, albumine disparus. L'arythmie persiste (16).

Obs. 199. — Du..., 44 ans (*Septembre 1896*). Alcoolique. Mangeur de viande. Depuis cinq mois, dyspnée d'effort. Crises de dyspnée nocturne. *Ex.* : Un peu d'œdème. Galop méso-diastol. Retentissement diastol. Pas d'albumine. *Tr.* : Lait.

Octobre. — Beaucoup d'amélioration. Dyspnée nocturne disparue. Galop présystolique (17).

Obs. 200. — J..., 42 ans (*Février 1896*). Alcoolique. Depuis quelque temps dyspnée d'effort et étouffements nocturnes. *Ex.* : Galop diastol. Tachycardie. Pouls dur. Œdème mou assez marqué. Pas d'albumine. *Tr.* : Lait. Théobromine.

Juillet. — Le malade respire et dort. Encore un peu d'œdème. Galop présystolique (18).

Obs. 201. — De la H..., 60 ans (*Septembre 1896*). Depuis quelques mois, dyspnée d'effort et accès de dyspnée nocturne. *Ex.* : Retentissement diastol. Tachycardie. Pas d'albumine. *Tr.* : Lait.

Janvier 1897. — Beaucoup moins de dyspnée, sommeil.
Mars. — Même état (19).

Obs. 202. — De F.... 60 ans (*Septembre 1896*). Dyspnée d'effort et nocturne. Depuis trois ans, œdème. *Ex.* : Beaucoup d'œdème. Pouls dur, lent. Arythmie. Souffle mitro-aortique. Retentissement diastol. Pas d'albumine. *Tr.* : Lait absolu.

Octobre 1896. — Oppression disparue. Pas d'œdème périphérique.

Février. — La malade a pris d'elle-même de la *digitale* et ne s'en est pas bien trouvée. *Ex.* : Pas d'oppression. *Pouls bigéminé* (20).

Obs. 203 — Lem..., 11 ans (*Octobre 1895*), Syphilis. Depuis quelques mois dyspnée d'effort et barre épigastrique. *Ex.* : Tachycardie. Pas de galop. Souffle diastol. à l'orifice aortique. Élévation des sous-clavières. *Tr.* : Lait. KI.

Novembre. — Dyspnée, galop, albumine disparus (21).

Obs. 204. — Le B..., 58 ans (*Mai 1896*). Depuis 1892, dyspnée et galop sans albumine. La dyspnée disparaît quand il se met au régime lacté. *Ex.* : Galop méso-diastol. Pas d'œdème, pas d'albumine. *Tr.* : Lait absolu.

Mars 1897. — Pas d'œdème. Respiration et sommeil. Galop présystolique (22).

Obs. 205. — Bou..., 45 ans (*Septembre 1895*). Depuis six mois, dyspnée d'effort et accès d'étouffement nocturnes. *Ex.* : Galop rapide et obscur. Retentissement diastol., léger œdème. *Tr.* : Lait. Théobromine.

Novembre 1895. — Grande amélioration. Dyspnée disparue. Sommeil. Galop présystolique (23).

Obs. 206. — D..., 51 ans (*Décembre 1895*). Goutteux. Depuis un an, dyspnée d'effort et dyspnée paroxystique nocturne. *Ex.* : Galop présystolique. Albumine. Un peu d'œdème prétibial. *Tr.* : Lait. Théobromine.

Février 1896. — Dyspnée, galop, œdème disparus. Retentissement diastol. clangoreux (24).

Obs. 207. — Cog..., 70 ans (*Mars 1895*). Dyspnée paroxystique nocturne. *Ex.* : Galop provoqué par la course, retentissement diastol. *Tr.* : Lait, puis régime mixte.
Juillet 1896. — La dyspnée nocturne et le galop ont disparu
(25).

Obs. 208. — R..., 57 ans (*Janvier 1897*). Grand mangeur
de viande. Depuis deux ans, dyspnée d'effort et nocturne.
Œdème des jambes et albumine depuis plusieurs mois. *Ex.* :
Pâleur. Œdème, galop avec bruits ralentis (digitale). *Tr.* : Lait
absolu. Théobromine.
Février 1897. — Après cinq jours de traitement, le malade
respire et dort. Facies coloré. Plus d'œdème ni de galop (26).

Obs. 209. — Qui..., 65 ans (*Janvier 1897*). Gros mangeur. Depuis quinze ans, dyspnée d'effort. Ne dort pas,
étouffe, la nuit. *Ex.* : Battements sourds. Galop présystolique.
Œdème prétibial. Facies pâle. Pas d'alb. *Tr.* : Lait absolu.
Février. — Beaucoup moins de dyspnée. Auparavant
devait s'arrêter pour souffler tous les 200 mètres. A présent,
peut faire 5 kilomètres sans s'arrêter, et en montant une côte.
Nuits excellentes. *Ex.* : Pas de galop (27).

Obs. 210. — Dar..., 67 ans (*Mars 1896*). Gros mangeur de
viande. Dyspnée d'effort, quelquefois nocturne. *Ex.* : Souffle
diastolique à l'aorte. Pas d'alb. *Tr.* : Lait. Théobr.
Septembre. — Beaucoup moins d'oppression. Double souffle
à l'aorte. Pas d'œdème, pas d'alb. Quand le malade mange
de la viande, le soir, il est presque certain d'étouffer, la nuit (28).

Obs. 211. — Sall..., 62 ans (*septembre 1892*). Goutteux héréditaire. Dyspnée d'effort et nocturne. *Ex.* : Galop méso-diastolique. Cœur gros. Arythmie. *Tr.* : Lait. Théobr.

Novembre 1892. — Pas de dyspnée ni d'œdème (29).

Obs. 212. — Hov..., 65 ans (*novembre 1896*). Depuis trois ans dyspnée d'effort et nocturne. A eu de l'albumine. *Ex.* : Galop présystolique léger. Bruits sourds. Léger œdème. Un peu d'albumine. *Tr.* : Lait. Théobr.

Janvier 1897. — La dyspnée et l'œdème ont vite disparu. Mais la dyspnée est revenue depuis trois jours, la malade, dégoûtée du lait, s'étant mise à manger de la viande. *Ex.* : Bruits sourds, léger galop (30).

Obs. 213. — X..., 62 ans (*Janvier 1896*). Dyspnée d'effort et nocturne. *Ex.* : Galop. Retentiss. diastol. Un peu d'alb. *Tr.* : Lait absolu, puis régime mixte.

Juin 1896. — Respire et dort très bien. *Tr.* : Lait mitigé. Théobr.

Mars 1897. — Va tout à fait bien. A repris sa vie accoutumée, mais surveille toujours son régime (31).

OBSERVATIONS (RÉSUMÉES)

Thèse de Bohn (Paris, 1898).

(Les longues rémissions de la dyspnée toxi-alimentaire dans les cardiopathies artérielles).

Obs. 214. — B...., 63 ans, arthritique, dyspeptique, prédisposé aux accidents de botulisme. En 1890, dyspnée paroxystique et palpitations. Dyspnée nocturne en 1893 et 1894, traitée sans succès par iodures, bromures, digitale, améliorée seulement après cinq mois de régime lacté presque absolu. Régime mixte. Pas de dyspnée jusqu'en 1897. Nouvelles crises de dyspnée en mars 1897 (après traitement par l'ergotinine), et en novembre 1897 (infractions au régime) (1).

OBS. 215. — C..., 70 ans. Depuis 1891, dyspnée paroxystique nocturne. *Ex.* : Tachycardie, galop, provoqués par la marche. Ni œdème ni albumine. *Tr.* : Lait absolu. Dyspnée disparue au bout de huit jours.

Février 1897. — Après régime alimentaire ordinaire, la dyspnée reparaît. Tachycardie. Galop, un peu d'albumine (2).

OBS. 216. — X..., 65 ans. Athéromateux. Depuis longtemps souffle d'insuffisance mitrale artérielle. Puis en même temps, crise d'hyposystolie et *délire*. La digitale fait disparaître l'hyposystolie, le lait seul a raison du délire, d'origine toxique, que l'on fait reparaître à volonté en autorisant l'usage de la viande (3).

OBS. 217. — X... A 50 ans, épistaxis. A 52 ans, arythmie, retentissement clangoreux, battements artériels du cou, rien dans les urines. Puis dyspnée d'effort et nocturne qui cède au régime lacté (4).

OBS. 218. — Mme. Cobl..., 50 ans. Depuis six ans, dyspnée paroxystique diurne et nocturne. *Ex.* : Retentiss. diastol. Galop, pas d'œdème ni d'albumine. *Tr.* : Lait exclusif.

Après six jours de traitement, la dyspnée a disparu et le sommeil est revenu (6).

OBS. 219. — Mme. H..., 65 ans. Depuis quelques années, dyspnée d'effort. *Ex.* : Galop présystolique, bruits sourds, pas d'œdème, traces d'alb. *Tr.* : Lait. Théobr. La dyspnée disparaît en quelques jours (7).

Obs. 220. — D..., 67 ans (*mars 1896*). Dyspnée d'effort. *Ex.* : Souffle diastol. à la base, et souffle systol., galop., élévation des sous-clavières. *Tr.* : Lait.
Septembre. — Dyspnée et galop disparus (9).

Obs. 221. — Bur.... 55 ans (*novembre 1896*). Dyspnée, tachycardie, gros mangeur. *Ex.* : Pâleur, tachy-arythmie, œdème, pas d'album. *Tr.* : Lait absolu, théobr.
Cinq jours après, amélioration notable.
Décembre 1896. — Grande amélioration. Beaucoup moins de dyspnée et de pâleur. *Tr.* : Régime mixte. Théobr.
Avril 1897. — Pas de galop, pas d'arythmie. Moins de tachycardie. Œdème disparu (10).

Obs. 222. — Mme. X..., 49 ans. Depuis 2 ans, dyspnée d'effort et nocturne. *Ex.* : Tachycardie et galop provoqués par la marche. Retentis. diastol. Pas d'alb. *Tr.* : Régime lacté mitigé.
Depuis 18 mois, pas de dyspnée (13).

Obs. 223. — X.... 59 ans (*février 1896*). Dyspnée paroxystique. *Ex.* : Tachycardie, galop, pas d'albumine. *Tr.* : Lait.
La dyspnée disparaît rapidement, le sommeil revient (14).

Obs. 224. — L.... 68 ans. Depuis 1888, arythmie. En 1896, dyspnée d'effort, retentiss. diastol., galop et tachycardie, pas d'alb. *Tr.* : Lait. Théobromine.
Décembre 1897. — La dyspnée n'a pas reparu depuis le début du traitement. Arythmie persistante (15).

Obs. 225. — Mme Pau.., 63 ans. Depuis 1 an, palpitations; depuis un an palpitations plus fréquentes. dyspnée d'effort et insomnie. Traitée sans succès par digitale, bromures, iodures. *Ex. (Janvier 1897)* : Dyspnée très intense. Galop, tachy-arythmie. Ni œdème, ni albumine. *Tr.* : Lait. Théobromine. Après un mois, respiration parfaite, insomnie disparue.

Janvier 1898. — Mêmes signes cardiaques, la dyspnée et l'insomnie n'ont pas reparu (16).

Obs. 226. — D..., 61 ans. Gros mangeur. En 1896, crises de dyspnée paroxystique, améliorées par le régime lacté. *Ex.* : Galop, glycosurie, pas d'albumine. Nouvelles crises de dyspnée (*décembre 1896*). *Tr.* : Lait. Théobr.

Juillet 1897. — La dyspnée n'a pas reparu (17).

Obs. 227. — Mme D... (*juin 1894*). Dyspnée diurne et nocturne. *Ex.* : Retentiss. diastol. Léger galop. Traces d'album. Pas d'œdème. *Tr.* : Lait. Théobr. puis régime mixte.

Avril 1896. — Encore un peu de dyspnée d'effort. *Ex.* : tachycardie, galop. *Tr.* : Lait absolu, une semaine sur deux.

Décembre 1897. — Respiration meilleure. Encore un peu de tachycardie et léger galop. Dyspnée nocturne quand la malade ne prend pas de lait le soir (19).

Obs. 228. — B..., 53 ans. Syphilis. Depuis 1896, dyspnée surtout le soir. *Ex. (juin 1895)* : Un peu d'alb. Souffles systol. et diastol. à la base. *Tr.* : Lait. Théobr.

Novembre 1896. — Reprise de la dyspnée qui avait disparu. Galop (21).

Obs. 229. — L..., 45 ans (*février 1896*). Dyspnée d'effort, pas d'insomnie. *Ex.* : Galop, hypertension artérielle, un peu d'alb. *Tr.* : Lait. Théobr.

Juin 1897. — Pas de dyspnée depuis, sauf une fois après avoir mangé de la viande, sur le conseil d'un médecin (22).

Obs. 230. — X..., 67 ans. En 1896, pleurésie du côté droit. Beaucoup de dyspnée et arythmie. *Tr.* Régime lacté.

Six jours après, la dyspnée a disparu.

Remis à l'alimentation ordinaire, dyspnée des plus intenses. Le malade se remet au lait ; la dyspnée disparait (23).

Obs. 231. — X..., 57 ans. Depuis un an et demi, dyspnée d'effort et nocturne. Arythmie. *Ex.* (*juin 1894*): Retentissement diastolique. Arythmie. Galop. Pas d'œdème, pas d'albumine. *Tr.* : Lait. Théobromine.

Pas de dyspnée jusqu'en 1898, sauf une nuit, après avoir diné en ville.

Obs. 232. — D..., 72 ans. Depuis 3 ans, palpitations, dyspnée intense, arythmie, insomnie. Traité par viande : aggravation des accidents. Traité ensuite par régime lacté mixte.

Un an après, la dyspnée n'a pas reparu. Arythmie disparue (30).

Obs. 233. — L. X.... 65 ans. Depuis 3 ans, dyspnée que n'améliore pas le régime lacté mixte. En *janvier 1898*, ne peut plus ni respirer, ni dormir. *Ex* : Pâleur, œdème, un peu d'albumine. Retentissement diastolique. Galop. *Tr.* : Lait absolu. 3 litres 1/2 par jour.

Dès le lendemain le malade peut dormir. Au bout de quatre jours, il respire et dort (31*)*.

Obs. 234. — C.... 18 ans. Depuis 2 ans, crises de dyspnée paroxystique nocturne. Entre à Necker, ne pouvant plus respirer, le jour ni la nuit. *Tr.* : Lait. Théobromine.

Au bout d'une semaine la dyspnée a disparu (33).

Obs. 235. — Lef..., 65 ans. En septembre 1896, oppression très accusée et œdème périphérique disparus avec lait et théobromine. En *février 1897*, oppression, arythmie, œdème. Le malade est essoufflé quand il ne prend pas de théobromine. *Tr.* : Lait. Théobromine.

Avril. — Plus d'œdème ni d'oppression, le malade a beaucoup uriné.

9 juillet. — Le malade a cessé de prendre de la théobromine et va moins bien, malgré le lait absolu. *Ex.*: Galop masqué par l'arythmie, œdème. Albumine (34).

Obs. 236. — Mme P..., 30 ans (*1896*). Depuis quatre ans, arythmie, œdème, albumine, puis dyspnée d'effort et nocturne. Traitée sans succès par iodures, digitale, hypnotiques. *Tr.* : Lait absolu.

En huit jours la malade désenfle, respire, dort.

Janvier 1898.—Dyspnée, tachy-arythmie, pas d'albumine. *Tr.* : Lait. Théobromine. Amélioration très rapide (37).

Obs. 237. — C..., 42 ans. Depuis un an, crises de dyspnée paroxystique survenant au moindre effort, et traitée sans succès par révulsifs et calmants. Comme on n'a pas trouvé d'albumine, le régime lacté n'est pas institué. *Ex.* : Retentissement diastolique, oligurie. *Tr.* : Régime lacté absolu.

Dyspnée disparue en huit jours, et non revenue depuis (39).

CONCLUSIONS

I. Les cardiopathies artérielles, ou cardiopathies secondaires à l'artério-sclérose, sont les plus fréquentes des maladies de cœur.

II. Nées d'une intoxication, destinées à finir par une intoxication, les cardiopathies artérielles présentent au cours de leur évolution une symptomatologie où prédominent des phénomènes d'ordre toxique (dyspnée toxi-alimentaire).

III. Ce fait est lié à l'insuffisance rénale, précoce et constante dans les cardiopathies artérielles; insuffisance d'abord fonctionnelle, organique et irrémédiable vers la fin. « La maladie est au système artériel, le danger, au rein. »

IV. Pour ce motif, le traitement doit être avant tout un *traitement rénal*, visant d'une part à diminuer la besogne éliminatrice d'un organe déjà menacé dans son intégrité anatomique, d'autre part à aider et rendre plus efficace le fonctionnement réduit de cet organe.

V. On parviendra à ce double but par une surveillance sévère de l'alimentation, des fonctions de nutrition et par l'emploi judicieux des diurétiques.

VI. Le traitement rénal doit être continué pendant de longs mois, pendant des années ; il doit être précoce et appliqué dès la première période de la présclérose caractérisée par la vaso-constriction et l'hypertension artérielle.

VII. Aux deux premières périodes (préscléreuse et artérielle), le traitement doit être également *vasculaire*, il s'adresse plus au cœur périphérique qu'au cœur central ; il cherche à supprimer les obstacles périphériques, à détendre le frein vasculaire trop serré, à alléger le travail du cœur central.

VIII. En favorisant la diurèse, en réduisant au minimum les toxines alimentaires douées d'une action vaso-constrictive, le régime lacto-végétarien remplit à la fois les deux indications, rénale et vasculaire. Il en résulte que « ce régime devient la base de la médication des cardiopathies artérielles » (Huchard).

IX. Le régime alimentaire et la médication rénale des cardiopathies artérielles peuvent donner une longue survie aux malades les plus atteints, pendant cinq, dix ans, et même davantage, comme de nombreuses observations le démontrent.

X. Le régime alimentaire et la médication rénale, très efficaces contre la dyspnée et les symptômes qui en dépendent (insomnie, asystolie d'origine dyspnéique, etc.) sont sans action contre certains symptômes irréductibles parmi lesquels, l'arythmie. Celle-ci, de nature myocardique et non toxique, sorte de « boiterie du cœur », n'est pas davantage influencée par les médicaments cardiaques et par la digitale.

XI. La digitale est contre-indiquée, non seulement à l'égard de l'arythmie irréductible, mais encore dans l'asystolie d'origine dyspnéique. Dans ce dernier cas, la médication diurétique par le lait et la théobromine est seule indiquée.

XII. L'asystolie de la troisième période (mitro-artérielle) est le plus souvent d'origine myocardique, elle survient par insuffisance du myocarde ; donc elle est justiciable de la médication digitalique à dose massive, dose anti-asystolique, un milligramme de digitaline cristallisée en un seul jour. (L'action *sédative* de la digitaline s'obtient par l'administration d'un quart de milligramme du médicament prescrit tous les jours pendant trois ou quatre jours ; la dose de *soutien cardio-tonique*, par l'administration d'un dixième de milligr. tous les jours pendant dix jours.)

XIII. Le traitement hydro-minéral des cardiopathies *artérielles*, selon M. Huchard, « réclame les eaux diurétiques (Evian), tandis que les eaux chaudes faiblement chlorurées de Bourbon-Lancy conviennent pour les cardiopathies *calculaires* d'origine rhumatismale. »

TRAVAUX CONSULTÉS

ABET. — (Chimaphila umbellata) *Bulletin de thérapeutique*, 1889.

ACHARD et CASTAIGNE. — Diagnostic de la perméabilité rénale. *Soc. méd. hôp.*, 1897-1898-1899. *Soc. de Biol.*, 1897-1898.

ALBARRAN. — L'hypertrophie compensatrice en pathologie rénale. *Pr. méd.*, 22 février 1899.

ANDRAL. — *Clinique médicale*, 1829.

— *Anatomie pathologique*, 1829.

ARAN. — De la cure de petit lait. *Bull. de Thérap.*, 1862.

BARBIER G. — De l'insuffisance fonctionnelle des valvules du cœur. *Th.* Paris, 1896.

BARD et PHILIPPE. — De la myocardite interstitielle chronique. *Rec. de méd.*, 1891 (juillet et août).

BARDET. — *Bulletin de la Société de Thérapeutique*, 1896 (janvier).

BARIÉ. — *Thérapeutique des maladies du cœur et de l'aorte.*

BARONAKI. — Emploi de la théobromine dans l'asystolie des vieillards. *Th.*, Paris, 1897.

BAUER. — *Thèse de Giessen*, 1869.

BERNARD (Léon). — Les fonctions du rein dans les néphrites chroniques. *Th.*, Paris, 1900.

BICHAT. — *Anatomie générale*, 1801.

BLIND. — Rétrécissement mitral des artério-scléreux. *Th.*, Paris, 1894.

BOERHAAVE. — *Institutions de médecine*, 1708.

Bohn. — Les longues rémissions de la dyspnée toxi-alimentaire dans les cardiopathies artérielles. *Th.*, Paris, 1898.

Boinet. — Art. Aortite chronique. *Traité de médecine et de
thérapeutique.*

Borst. — Recherches sur la molécule urinaire élaborée
moyenne. *Th.*, Paris, 1902.

Bouchard. — *Leçons sur les auto-intoxications dans les maladies.* Paris, in-8. 1887.

Bouillaud. — *Traité clin. des maladies du cœur.* Paris, 1841.

Bouloumié. — Cours de thérapeutique hydro minérale. 1890.

Brault. — Classific. clinique des néphrites. *Congrès de Mos-
cou.* 1897.

Bright. — *Reports of medical cases.* 1827. 1831.

— *Guy's Hospital Reports*, 1836. 1840. 1843.

Brissemoret. — Sels doubles de théobromine. *J. des Praticiens.* 1895.

Bronner. — (Caféine.) *Th.* de Strasbourg, 1886.

Broussais. — *Examen des doctrines méd.*, 1834, t. IV.

Bum. — *Handbuch der Massage.* Leipsig, 1896.

Castaigne. — Epreuve du bleu de méthylène et perméabilité
rénale. *Th.* Paris, 1900.

Cautru. — Action diurétique du massage dans les affections du
cœur. *Acad. de méd.*, 10 mai 1898.

Censier. — *Cœur, vaisseaux, Pathogénie, pathologie et thérapeutique hydro-minérales.* Paris, 1895.

Charrin. — Sécrétions cellulaires. *Arch. phys*, 1892.

Charrin et Roger. — *Soc. Biol.*, 1887.

Chauffard. — Hypertrophie compensatr. des reins dans les
néphr. *Sem. méd.*, déc. 1890.

Chiais. — Troubles nutritifs chez les artério-scléreux. *Congrès
de Marseille, 1891.*

— *Les eaux d'Evian.* Paris, 1900.

Claude et Balthazard. — Des éléments de diagnostic et de
pronostic fournis par la cryoscopie des urines. *Acad. Sc.*,
1899.

Cohnstein. — *Berl. Klin. Wochen*, 23 janvier 1893.

Cornil et Ranvier. — *Anatomie pathologique.*

Corvisart. — *Essai sur les maladies et les lésions organiques du cœur*, 1818.

COURTADE D. — La digitale dans les affect. organ. du cœur. *Th.*, Paris, 1888.

CRUVEILHIER. — *Anatomie pathologique.*

CUFFER. — Des altérations du sang dans l'urémie. *Th.*, Paris, 1878.

DARROZE. — Etude sur les diurétiques. *Th.*, Paris, 1871.

DEBOVE. — Du régime lacté dans les maladies. *Th. agrégation*, Paris. 1878.

DEBOVE et LETULLE. — *Arch. de méd.*. 1880.

DEGUY. — Moyen d'administrer la théobromine en solution *J. des Praticiens*, 1898.

DESTRÉE. — Action thérapeutique d'un nouveau diurétique (l'agurine). *Bull. Soc. Thérap.*, 12 juin 1901.

DUCHÉ (de Ouonne). — Propriétés diurét. de la *solidago cirga aurea. Soc. méd. de l'Yonne*, 4 fév. 1886.

DUJARDIN-BEAUMETZ. — *Clinique thérapeutique*, 1883.

DUPLAIX. — *Th.*, Paris, 1883.

DURAND-FARDEL. — *Manuel des eaux minérales.*

EDGREN. — *Etude clin. de l'artério-sclér.* Stockholm, 1898.

FAIVRE H. — Accidents dus au régime lacté exclusif chez l'adulte. *Th.* Paris, 1901.

FAURE-MILLER. — Cardiopathies artér. à type myo-valvulaire. *Th.*, Paris, 1892.

FONSSAGRIVES. — *Traité de thérapeutique appliquée*, Montpellier, 1878.

FORGET. — *Précis théorique et pratique des mal. du cœur, des vaisseaux et du sang.* 1851.

FRAENKEL. — *Zeitschr. f. Klin. med.* 1882. Bd. IV.

GAUCHER. — Pathogénie des néphrites. *Th. agrég.*. Paris, 1886.

GAYRAL. — Insomnie d'origine dyspnéique dans les cardiop. artérielles. *Th.*, Paris, 1897.

GENDRIN. — *Leçons sur les maladies du cœur.* 1811.

GILBERT et DOMINICI. — *Soc. biologie*, 1891.

GIOCANTI. — De l'arythmie dans les maladies du myocarde. *Th.* Paris. 1892.

GRAM. — *Therap. Monatz.* Janvier 1890.

GRASSET. — *Clinique médicale de Montpellier*, 1891-1898.

Gubler. — Commentaires thérapeutiques du *Codex.*
— *Soc. thérap. et Bull. thérap.,* 1878.
Guéneau de Mussy. — *Arch. de méd.,* 1872.
Gull et Sutton. — *Med. surg. Trans.,* vol. lv.
Hallopeau. — *Soc. méd. des hôp.,* 1893.
Hardy. — *Lésions athérom. des grosses artères et hypertro-
phie du cœur.* 1870.
Herpin. — *Bull. Soc. anat.* T. xii, p. 49.
Hogdson. — *Diseases of arter. and. veines.* Londres, 1815.
Hope. — *Mal. du cœur et des gros vaisseaux.* 1833.
Huchard. — Des angines de poitrine. *Rec. de Méd.,* 1883.
— Nature et traitement de l'angine de poitrine vraie. *Congrès
de Grenoble,* 19 août 1885.
— Leçons sur l'artério-sclérose. *France méd.,* 1885.
— Les cardiop. artér. et leur curabilité. *Congrès de Nancy,*
18 août 1886.
— L'écorce du quebracho blanco et ses principes actifs. (En
coll. avec Eloy.). *Arch. physiol.,* 1886.
— Nature artérielle et traitement de l'angine de poitrine vraie.
Soc. méd. Hôp. 25 mars, 1887.
— Contrib. à l'étude anat. path. de la sclérose du myoc. con-
sécut. à la sclérose des coronaires. (En coll. avec Weber).
Soc. méd. des Hôp. 23 juin 1887.
— Contrib. à l'étude clinique de l'artério-sclérose du cœur.
Soc. méd. des Hôp. 25 nov. 1887.
— Contrib. à l'étude de l'artério-sclérose du cœur. (En coll. avec
Weber). *Soc. méd. des Hop.* 10 février 1888.
— La tension artérielle dans les maladies. *Sem. méd.* 9 mai et
27 juin 1888.
— La dyspnée toxique dans les cardiop. artérielles et son
traitement. *Soc. thérap.,* 12 juin 1889.
— Traité clinique des maladies du cœur et des vaisseaux. 1889.
2ᵉ éd. 1893. — 3ᵉ éd. 1899.
— La dyspnée chez les cardiaques. *Sem. méd.,* avril 1890.
— Aortisme héréditaire. *Soc. Thérap.,* 2 mai 1890.
— L'œdème aigu du poumon dans les affections de l'aorte.
Soc. méd. des Hôp., 18 août 1890.
— La maladie de Stokes-Adams. *Bulletin méd.,* 22 oct. 1890.

— Insuff. aortique artérielle, son traitement. *Sem. méd.*, fév. 1891.

— Artério-sclér. de la pointe du cœur. (En coll. avec Weber.) *Soc. méd. des Hôp.*, 31 juillet 1891.

— Les causes de l'artério-sclérose et des cardiop. artérielles. Leur origine alimentaire et leur traitement préventif. *Cong. de Marseille.* 1891.

— Note sur l'attitude des angineux. *Soc. médico chirurg.* janvier 1892.

— L'artério-sclérose du cœur à type myo-valvulaire. *Arch. gén. de méd.* juillet 1892.

— Le rythme couplé du cœur et la mort par la digitale. *Soc. méd. des Hôp.*, 1892.

— De la dyspnée toxique dans les affections du cœur. *Soc. méd. des Hôp.*, 1892.

— Le rétrécissement mitral des artério-scléreux. *Congrès de méd. interne de Lyon*, octobre 1891.

— Traitement de la dyspnée ptomaïnique nocturne. *Soc thérap.*, 27 mars 1895.

— Traitement des maladies chroniques du cœur par la gymnastique et les eaux minérales. *Revue gén. de clin. et de thérap.*, décembre 1895.

— Action diurétique de la théobromine et de la digitale. *Soc. de thérap.*, janvier 1896.

— Action diurétique de la théobr. dans les mal. cardiaques et rénales. *Rec. de thérap. méd. et chir.*. 1er février 1896.

— Traitement des cardiopath. artérielles, *in* Traité de thérap. appliquée de A. Robin, 1896, fascicules X et XI.

— Les cardiaques aux eaux minérales. *J. des praticiens*, 1897.

— Rapport sur les myocardites. *Congrès de Lille*, 1899.

— *Consultations médicales*, Paris, 1901.

Impens. — (L'agurine). *Arch. de pharmacodynamie.* Bruxelles, Paris, 1901, ix, 1.50.

Jaccoud. — *Clin. méd. de Lariboisière*, 1873.

Jacquet. — Insuff. aortique d'origine artérielle. *Th.* Paris 1891.

Johnson. — *Diseases of the kidneys.* 1852.

Koranyi. — *Centralbl. für. Phys..* viii, 1891.

Mme Kounindjy-Pomeranetz. — *Th.*, Paris, 1890.

Laennec. — *De l'auscultation médiate*, Paris. 1819.

Lagrange F. — *Physiologie des exercices du corps*. Paris 1891.

Lancereaux. — *Dict. encyclop*. Art. Artérites.

— Les cardiopathies artérielles. *Bull. méd*., juin 1892.

Lauder-Brunton. — Traité de pharmacologie, de thérapeutique et de mat. méd. *Trad. franç*. 1888.

Laure. — De la médication diurétique. *Th. agrég*., Paris, 1878.

Lécorché. — Lésions athérom. des arières. *Th*. Paris. 1869.

Lécorché et Talamon. — *Traité de l'albuminurie et du mal de Bright*. 1884.

Lemoyne de Vernon. — Théobromine et digitale. *Th*., Lyon, 1892.

Lépine. — Sur la perméabilité rénale. *Lyon méd*., 20 fév. 1888.

Leculle. — *Anat. pathol*. 1897.

Lévi (Léopold). — *Presse médic*., 15 et 18 mars 1902.

Leyden. — *Zeitsch. f. Klin. med*. 1891.

Lobstein. — *Anat. pathol*. Stuttgart. 1835.

Masquat. — *Traité élém. de thérap*. Paris, 1892-1900

Marette. — *Th*., Paris. 1891.

Marey. — *Physiol. méd. de la circul. du sang*, 1853.

Margouliès. — Action thérap. de la théobr. *Th*., Paris, 1893.

Martin (Hipp.). — *Revue de médecine*, 1881.

Mascarel. — Un nouveau diurét. la *cirga latifolia* (verge d'or). *J. des Praticiens*, 1889, p. 352.

Merklen. — De l'anurie. *Th*., Paris. 1881.

— *Traité de méd. et de thérap*. Art. Cœur.

— *Soc. méd. des hôp*., 11 avril 1902.

Morat et Doyon — *Traité de physiologie*. 1900.

Morgagni. — *De sedibus et causis morborum*, 1704.

Œrtel. — Therapie der Kreislauf's Störungen. *Ziemssen's Handb. der Algeam. Therapie. Leipzig*, 1884.

Parrot. — Article cœur. *Dict. encyclopédique*.

Paul (Constantin). — *Maladies de cœur*.

Pécholier. — Diète lactée dans le traitement des maladies du cœur. *Montpellier médical*. 1865.

Peter. — Traité des maladies du cœur.

— *Cliniques médicales*, 3e édit. t. 1, 1880.

PETIT (A). — *Traité de médecine*. Article Cœur.

PIATOT. — Traitement des mal. du cœur par l'hygiène et les agents physiques. *Th.*, Paris, 1888.

PICARD. — Dyspnée toxique d'origine alimentaire. *Th.*, Paris, 1897.

POTAIN. — *Congrès de Reims*. 1880.

— *Gazette hebdom.*, septembre 1891.

— *Cliniques de la Charité*, 1894.

POTAIN et RENDU — *Dict. encycl. des Sc. méd.* Article Cœur.

POUCHET. — *Dict. encycl. des Sc. méd.* Art. Ptomaïnes.

QUAIN. — *Med. chir. transact.* 2ᵉ série, 8, xv.

QUINCKE. — Krank. der Gefässe. *Ziemssen's Handb.* Bd. iv, 1878.

RAYER. — *Traité des maladies des reins*. Paris, 1840.

RAYNAUD (Maurice). — *Dict. de méd. et de Chir. pratiques*. Art. cœur et artères.

RICHET et MOUTARD-MARTIN. — Recherches expér. sur la polyurie. *Arch. de physiol.*, 1881.

RIGAL et JUHEL-RÉNOY. — *Arch. méd.*, 1882.

ROBERT. — Manifest. pleurales au cours des maladies du cœur et de l'aorte. *Th.*, Paris, 1868.

ROBIN (A.). — Indications de la digitale dans les affections cardiaques. *Gaz. des hôp.*, 1892.

— Compte rendu du prix Capuron. *Acad. de méd.*, 1897.

ROGER. — Action du foie sur les poisons. *Th.*, Paris, 1888.

ROKITANSKY. — *Denkschr. der K. K. Akad. der Wissenschr*, 1852.

ROSENBACH (Ottoman). — *Breslauer aert. Zeitschr.*, 1893.

RUMPF. — *Berl. Klin. Wochen*, 1897, n. 13 et 14.

SABATIER. — Considérations sur les cardiopathies artérielles. *Th.*, Paris, 1886.

SABRAZÈS et DIOX. — L'urée comme diurétique. *Rec. de méd.*, septembre 1898.

SCHOUPPE. — *Bull. médical*, 23 mars 1890.

SCHROEDER. — *Arch. f. experim. pathol.*, 1883.

SÉE (G.). — *Méd. mod.*, 1890.

— *Acad. de méd.*, 1ᵉʳ août 1893.

— *Thérap. physiol. du cœur*, 1888.

Sénac. — *Traitement de la structure du cœur, de son action et de ses maladies.* Paris, 1749 et 1778.

Siredey. — Traitement de l'anasarque, de l'ascite et des épanch. pleurét. par le lait. *J. de méd. et de chir. pratiq.*, 1872.

Stokes. — Mal. du cœur et de l'aorte. *Trad. Sénac.*, 1864.

Surmont. — Toxicité urinaire dans les malad. du foie. *Arch. gén. de méd.*, 1892.

Taberlet. — *Evian, ses eaux minérales*, Paris, 1897.

Thomas. — Etude clinique sur l'emploi de la spartéine. *Rev. méd. de la Suisse romande*, 20 mars 1902.

Tournier. — La dyspnée cardiaque. *Th.*, Paris, 1892.

Traube. — Gesamn. Beitrage, 1878.

Tripier et Devic. — *Traité de pathol. gén.* Bouchard, t. iv.

Trousseau et Pidoux. — *Traité de thérap. et de mat. médic.*

Wagner. — (Caféine). *Diss.* Berlin, 1888.

Vaquez. — *Manuel de Méd.* Debove Achard. Traitement des affect. chron. du cœur.

Vassal. — Effets de la digitale dans les hydropisies. *Th.*, Paris, 1800.

Verdux. — Etude sur la diurèse et les diurétiques. *Th.* Paris, 1872.

Vincent. — Des tachycardies. *Th.*, Paris, 1891.

Virchow. — Gesammelte Abhandl. Berlin, 1856.

Weber. — Contribution à l'étude de l'artério-sclérose du cœur. *Th.*, Paris, 1887.

Weber et Blind. — Pathogénie des myocardites. *Rec. de méd.*, 1896.

Ziegler. — *Lehrbuch der Pathol. anat.*

TABLE DES MATIÈRES

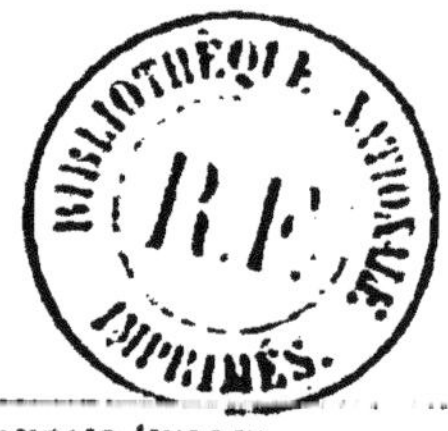

BIBLIOTHÈQUE NATIONALE
R. F.
IMPRIMÉS

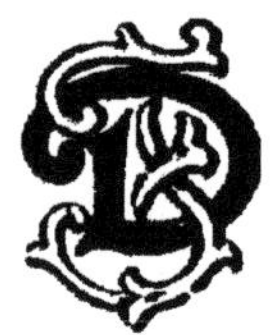

BUZANÇAIS (INDRE). IMPRIMERIE F. DEVERDUN.

9 782019 226596